Prof. em. Prof. Dr. med. habil. Karl Hecht

Vielkrankheitenpatienten und Magnesiummangel

Antworten auf Fragen zu einem weitverbreiteten Volksleiden

SPURBUCHVERLAG

Prof. em. Prof. Dr. med. habil. Karl Hecht

Vielkrankheitenpatienten und Magnesiummangel

Antworten auf Fragen zu einem

weitverbreiteten Volksleiden

Bibliografische Information der Deutschen Nationalbibliothek
Die Deutsche Nationalbibliothek verzeichnet diese Publikation in der Deutschen Nationalbibliografie; detaillierte bibliografische Daten sind im Internet über http://dnb.dnb.de abrufbar.

1. Auflage März 2018

info@spurbuch.de, www.spurbuch.de

Ausführung: pth-mediaberatung GmbH, Würzburg
Fotos Umschlag: concept w / stock.adobe.com; Milanares / Shutterstock

ISBN 978-3-88778-529-1

Weitere Bücher zu den Themen Gesundheit und Alternative Medizin finden Sie unter **www.spurbuch.de.**
Fordern Sie auch unser Gesamtprogramm „Aktiv & Gesund leben" an – im Internet oder unter **info@spurbuch.de.**

SPURBUCHVERLAG

Wichtiger Hinweis

Die Medizin ist eine Wissenschaft, die seit Jahrhunderten ständigen Entwicklungen und Veränderungen unterliegt.

Das nähere Kennenlernen des Menschen als ein biopsychosoziales Wesen und Berufserfahrungen der ganzheitlich denkenden Ärzte geben Anlass neue Richtungen und neue Wirkstoffe in der Medizin zu entwickeln, im Sinne einer sanften, gefahrlosen, humanen Medizin. Mit Bezug auf den weltbekannten Arzt Rudolf Virchow der Berliner Charité betonen wir nachdrücklich, dass die Medizin eine individuumsbezogene Lebenswissenschaft ist. Deshalb können z. B. Wirkstoffeffekte und ihre Dosierung bei jedem Menschen unterschiedlich sein.

Für die Angaben über Therapie- und Dosierungsempfehlungen, Therapieschemata, Applikationsformen können der Autor und Verlag keine Gewähr übernehmen. Jedem Therapeuten wird empfohlen, die entsprechende Produktbeschreibung der Produzenten genau zu studieren und die Behandlung auf das Individuum auszurichten. Jedem Interessenten an den Magnesiumsalzen wird empfohlen, sich mit einem Therapeuten oder Apotheker zu beraten.

 Der Autor erklärt, dass kein Interessenkonflikt besteht.

Vorwort

„Die Zahl der stationär behandelten über 70-jährigen Patienten mit mehreren Erkrankungen wächst seit Jahren rasant, Tendenz weiter steigend. Die Dauer ihrer Behandlung richtet sich nicht immer nach individuellen Patientenbedürfnissen - es geht auch ums Geld."

Dieses Zitat aus „Barmer - Magazin für Versicherte" 3/2017, Seite 34, beschreibt, dass die Vielkrankheitenpatienten (in der Fachsprache als Multimorbiditätskranke bezeichnet) in Deutschland zum Problem werden. Erläuternd heißt es in diesem Bericht, dass von 2006-2015 die Zahl der über 70-jährigen Patienten mit mehreren Krankheiten, die in die Klinik eingewiesen werden müssten, um 80 % von 1,1 auf 2,0 Millionen angestiegen ist.

Die Barmer fordert die richtige Therapie, aber wenig konkret. Diese richtige Therapie möchte ich in meinem vorliegenden Büchlein anregen und auch aufzeigen, dass man dabei Geld sparen kann.

In meiner über 60-jährigen Laufbahn als Arzt und Wissenschaftler bin ich zu der Erkenntnis gelangt, dass Kranke weniger Medikamente benötigen, dafür aber ausreichend Mineralien. Aber diese fehlen sehr häufig.

Die Mineralien sind in alle Lebensprozesse der Pflanzen, Tiere und des Menschen integriert. Sie bilden einerseits das Grundgerüst der Struktur, also des Skeletts von Mensch und Tier, und sind andererseits an jedem regulatorischen Prozess im Organismus beteiligt. Es gibt keinen biochemischen oder biophysikalischen Vorgang im Organismus, bei dem Mineralien nicht beteiligt sind. Sie bilden faktisch das anorganische Substrat des Lebendigen.

Die Mineralien kommen im menschlichen Körper in gelöster und fester Form vor und üben viele Funktionen aus, z. B. in der Regulation der extrazellulären Matrix, im Säure-Basen-Haushalt, in der Osmolarität, in der Voluminarität der Körperflüssigkeiten. Sie sind an dem Aufbau der Stütz- und Hartsubstanzen und Bindegewebe beteiligt sowie in viele Funktionen eingeschaltet, z. B. im hormonellen, Lymph-, Enzym- und Blutsystem. Sie halten auch die elektrische Aktivität der Zelle, der extrazellulären Matrix des Bindegewebes aufrecht und sind im Energiestoffwechsel unerlässlich.

Ohne Mineralien ist kein Lebensvorgang möglich.

Justus Liebig (1803-1873) formulierte das agrochemische Minimumgesetz. Dieses besagt: „Wenn ein Ackerboden alle zum Wachstum erforderlichen Mineralstoffe mit einer Ausnahme enthält, so wird sich das Wachstum der Pflanze doch immer nach jenem Mineralstoff richten müssen, an welchem der größte Mangel besteht. Wird der Boden mit diesem Mineralstoff angefüllt, dann kann die Pflanze ihr volles Wachstum entfalten."

Da Pflanzen, Tiere und Menschen die gleichen Mineralien unseres Planeten im Stoffwechsel verarbeiten, gilt dieses Gesetz von Justus Liebig auch für den Menschen.

Zu dieser Erkenntnis bin ich in den 70er Jahren des vergangenen Jahrhunderts gelangt. Damals bearbeitete ich an der Berliner Charité, gemeinsam mit dem Neurologen Dr. Roland Fehlinger, ein Forschungsprojekt zum Magnesiummangel bei Tetamiepatienten (Tetamie - Krampferkrankung).

Den Anstoß dazu gaben übermäßig viele Einweisungen von Kindern mit Tetamie in die neurologische Klinik. Die Applikation von Magnesiumverbindungen beseitigte diese Krämpfe. Die Ursache dieser Massenerkrankung war, dass diese Kinder Milch tranken, die von Kühen stammte, die Weidetetamie hatten. Diese Erkrankung der Kühe wiederum war auf Magnesiummangel des Bodens zurückzuführen, wodurch das Gras nicht ausreichend Magnesium enthielt. Die Beseitigung des Magnesiummangels normalisierte alles.

Da ich die Wichtigkeit der Magnesiumsalze für die Gesundheit der Menschen erkannte, habe ich mich damit beschäftigt und selbst dieses Mineral eingenommen, das mir guttat.

Magnesium ist im menschlichen Körper in über 37.000 Eiweißbildungsfunktionen eingebunden und Aktivator von über 300 Enzymen. Fehlt das Magnesium, dann entstehen nicht nur Krämpfe, sondern Störungen der gesamten Stoffwechselregulation, die sich in vielen Symptomen äußern, wie sie bei der Multimorbidität, der Vielkrankheiten-Patienten festgestellt wurden.

Die Multimorbidität wird mit vielen Medikamenten (Multimedikation) behandelt. Viele dieser Medikamente erzeugen Magnesiummangel und verschlechtern den Zustand der Kranken, anstatt sie zu heilen.

Da es noch keinen Facharzt für Multimorbidität gibt und auch kein Medikament, könnten Magnesiumverbindungen nach meinem Erkenntnisstand ein Wirkstoff sein, der zumindest in einem bestimmten Rahmen die Multimedikation bei Patienten mit Multimorbidität ablösen könnte.

In diesem Büchlein möchte ich Antworten auf diesbezügliche Fragen geben.

Berlin, September 2017 — Prof. em. Prof. Dr. med. habil. Karl Hecht

Danksagung

Ein großes Dankeschön möchte ich an Frau Dipl. Ing. Anke Dahmen richten, die, wie bei allen meinen im Spurbuchverlag erschienenen Büchern, bei der technischen Erstellung des Textes Hervorragendes geleistet hat.

Dank gilt auch Herrn Klaus Hinkel, Verlagsleiter des Spurbuchverlags, der mich gebeten hat, dieses Buch zu verfassen.

1_Was ist ein Vielkrankheitenpatient?

Das ist eine Patientin oder ein Patient mit gleichzeitigem Vorhandensein mehrerer Diagnosen (Krankheiten, Symptome).

In der Fachsprache der Ärzte bezeichnet man diese Erscheinung als Multimorbidität = viele Krankheiten. In manchen Ländern wird schon die Diagnose Multimorbidität ab zwei Krankheiten, in manchen Ländern ab drei Krankheiten definiert. Multimorbidität tritt besonders bei älteren Menschen auf.

Mit Bezug auf die Krankenkassendaten von Patienten über 60 Jahre haben in dieser Altersgruppe in Deutschland 62 % der Patienten drei oder mehr zu behandelnde Erkrankungen. In der Schweiz soll der Anteil der Mehrfacherkrankten, die stationär aufgenommen wurden, 70-90 % betragen.

2_Welche Krankheiten gehören zur Multimorbidität?

Das ist individuell sehr unterschiedlich. Viele können es ein. Der Schweizer Arzt Prof. Dr. Bätteguy hat festgestellt, dass Multimorbidität in Gruppen erscheinen kann. Er nennt z. B. eine Gruppe mit Bluthochdruck, Rückenschmerzen, Fettstoffwechselstörungen, Diabetes mellitus, rheumatischen Gelenkerkrankungen und mangelnder Durchblutung des Herzens.

Eine andere Gruppe umfasst Asthma, Bronchitis, Gelenkschmerzen, Osteoporose, Depressionen. Eine weitere andere Gruppe hat: Krebs, Fettleibigkeit, Stresskrankheiten, Angstzustände, Depressionen. Noch eine andere Gruppe weist Bluthochdruck, Fettleibigkeit, Durchblutungsstörungen auf.

3_Gibt es für jede dieser Gruppen der Multimorbidität bestimmte Ursachen?

Bei chronischen Erkrankungen, die eben häufig bei älteren Menschen auftreten, ist es meistens schwer, die Ursachen zu finden. Bei akuten Erkrankungen, z. B. bei Grippeinfekten oder Lungenentzündung oder Cholera lässt sich ein entsprechendes Bakterium oder Virus nachweisen. Aber das allein genügt nicht, um krank zu werden. Viren und Bakterien befallen meistens jene Menschen, die ein schwaches Immunsystem (ein schwaches Körpermilieu) haben. Der französische Arzt und Physiologe, ein Widersacher von Louis Pasteur, Claude Bernard (1813-1878) postulierte: „Der Keim (Krankheitserreger) ist nichts, das Milieu ist alles“.

Es ist bekannt, dass bei Grippeepidemien mindestens 20 % der Bevölkerung gesund bleiben. Sie haben ein starkes Immunsystem. Man nennt das Resistenz.

Ein resistenter Mensch kann trotz Vorhandenseins von Krankheitserregern gesund sein.

Unter Resistenz wird der unspezifische Schutz des Organismus gegenüber Infektionen, Toxinen und anderen gesundheitsschädigenden Wirkungen verstanden.

Wie wichtig diese Resistenz für die Menschen bei der Erhaltung und Wiederherstellung der Gesundheit sind, zeigt folgendes Beispiel aus der Medizinhistorik.

Max Pettenkofer (1818-1901), Hygieniker und Umweltmediziner (unter heutigem Aspekt), war ein harter Widersacher von Robert Koch (1843-1910), der bekanntlich Bakterien als Krankheitsverursacher nachwies. Um das Gegenteil zu beweisen, trank Pettenkofer 1892 vor dem Auditorium im Hörsaal der Münchner Universität ein Reagenzglas Flüssigkeit aus, in dem sich Millionen von Cholerabakterien befanden. Seine physische und psychische Kraft waren so stark in der Auseinandersetzung mit den Bakterien, dass er sie besiegen konnte. Er blieb gesund und zeigte nicht das geringste Zeichen dieser gefürchteten Krankheit.

Dabei spielt aber noch ein weiterer Faktor eine Rolle, nämlich die geistig-emotionellen Prozesse und vor allem der Wille, Einfluss auf die Prozesse der Selbstregulation und Selbstheilung nehmen zu können. Pettenkofer wollte ja seinen Gegnern beweisen, dass Bakterien nicht a priori krank machen, sondern dass eben andere wichtige Faktoren mit eine Rolle spielen, nämlich neben der Resistenz jener Faktor, den Martin Seligman [1999] als Resilienz bezeichnete.

Resilienz ist die Fähigkeit zur physischen und psychischen Widerstandsfähigkeit, zur Kraft und Stärke, Lebenskrisen, Konflikte, hohe Anforderungen, schlechte Lebensbedingungen (z. B. Armut), Schicksalsschläge, Trennungen, extreme Einwirkungen u. a. ohne längere Beeinträchtigung der Gesundheit und Persönlichkeitsstruktur zu überstehen [Seligman 1999].

Das bedeutet Wege zu finden, um die entstandene Situation zu überwinden, wozu natürlich auch eine große Portion Willensstärke und Optimismus gehören. Seligman [1999] hat sein Buch, welches die Resilienz beschreibt, betitelt: „Kinder brauchen Optimismus. Optimismus ist ein wesentlicher Faktor, um Resilienz zu erlangen“.

4_Was sind die Ursachen für chronische Erkrankungen, die die Multimorbidität ausmachen?

Die Ursachen sind vielseitig.

Paracelsus (Theophrastus von Hohenheim, 1493-1541) schrieb: „Es gibt nur eine einzige Krankheitsursache, nämlich den Ungehorsam gegen die göttlichen Naturgesetze". Er erklärte aber dazu: „Da unser Geist aber das unteilbar Ewige nicht in Begriffe fassen kann, müssen wir in ‚heidnischem Stil' schreiben, das heißt, wir müssen die verschiedenen Formen der Einheit als Ganzes dieser Einheit betrachten. Wenn wir das tun, finden wir fünf verschiedene Krankheitsursachen, aus denen Leiden entstehen". Er nannte und beschrieb ausführlich folgende:

- Umwelteinflüsse
- Verunreinigung und Vergiftungen
- anlagebedingte Anfälligkeiten
- geistiges Fehlverhalten, falsche Einstellung zum Leben, wozu vor allem übermäßige Angst und übermäßige Sorgen gehören
- Ungehorsam gegenüber dem Schöpfungswillen Gottes (darunter verstand er Entscheidungen gegen das eigene Gewissen und gegen die eigene Verantwortung).

5_Gibt es für die Auffassung von Paracelsus wissenschaftliche Belege?

Die Auffassung von Paracelsus hat sich bestätigt. In der zivilisierten Gesellschaft ist der Lebensstil Ursache von Multimorbidität, speziell Krebs-, Herz-Kreislauf-, Stoffwechsel-, Muskel-Erkrankungen und anderen krankhaften Erscheinungen. Aber auch die fehlende Verantwortung für die eigene Gesundheit und auch das Recht auf Selbstbestimmung für Lebensqualität und Gesundsein fehlen. Nachfolgend einige Beispiele.

1. Krebs weltweit: Jeder dritte Tod vermeidbar

   Majid Ezzati von der Harvard School of Public Health und seine Kollegen ermittelten neun menschengemachte Risikofaktoren, die für mehr als ein Drittel der Krebstodesfälle verantwortlich waren: Übergewicht, geringer Verzehr von Obst und Gemüse, Bewegungsmangel, Rauchen, Alkohol, ungeschützter Sex, regionale Luftverschmutzung, Rauch von heimischen Kohleöfen sowie kontaminierte Spritzen in der medizinischen Versorgung.

   Dabei gingen überall auf der Welt vom Rauchen und Alkohol die höchsten Risiken aus. In ärmeren Ländern folgte an dritter Stelle Vitaminmangel. In reicheren Ländern landete Fettleibigkeit auf Platz drei der Krebsrisiken. [The Lanat Bd 366/9499, 2005]

2. Prof. Dr. Helmut Gohlke, Leiter des Herzzentrums Bad Kroningen: Lebensstil umstellen! „Mindestens die Hälfte aller kardiologischen Krankheiten und Todesfälle lassen sich allein durch bestmögliche Umstellung des Lebensstils vermeiden - und das ohne Medikamente". [Gohlke 2007, Med. Review 14, S. 14]
3. Prof. Dr. Weißbach 1998-2000, Präsident der Deutschen Krebsgesellschaft zu den im Jahr 2000 postulierten Thesen dieser Gesellschaft:
   „Die Krebsfrüherkennung ist teuer und erfüllt nicht ihre Aufgaben. Die derzeit verfügbaren Daten zeigen aber, dass Überdiagnosen und daraus resultierende Überbehandlungen mindestens zehnmal häufiger sind als verhinderte Todesfälle. So kann Früherkennung aus einem Gesunden einen chronischen Patienten machen.
   Fazit 2012: Ein Nutzen derzeitiger Maßnahmen zur Krebsfrüherkennung kann nicht belegt werden. Sie kosten die Solidargemeinschaft viel Geld (nicht zuletzt durch die Folgekosten der Überbehandlungen) und einige Teilnehmer ihre Gesundheit". [Deutsches Ärzteblatt 109/17, Februar 2012, S. 4270-4273]

6_Was gehört zu einem gesunden Lebensstil?

Progressive Ärzte empfehlen schon jetzt vielen Patienten, zum Gesundwerden ihren Lebensstil zu verändern. Dazu gehören:

- sich täglich bewegen (1-2 Stunden), Wandern, Nordic Walking oder andere Ausdauersportarten
- Mäßigkeit in der Ernährung
- gesunder Schlaf
- rhythmische Lebensweise
- Kontakt zur Natur suchen
- positive Emotionen und optimistische Lebenseinstellung
- Körper entgiften
- ausreichende Versorgung mit Mineralien. Zu empfehlen: Klinoptilolith-Zeolith und andere Silikate sowie ausreichend Magnesium!
- Stress beherrschen lernen
- Fähigkeit zur Relaxation aneignen
- keine Genussmittel
- Zurückhaltung mit Medikamenten (Beipackzettel bezüglich der Nebenwirkungen lesen!)

7_Haben wir Menschen die Voraussetzung, uns selbst gegen Krankheit zu wehren?

Ja. Auf der Konferenz der Militärärztlichen Akademie in Sankt Petersburg im Jahre 1885 formulierte Nobelpreisträger Iwan Petrowitsch Pawlow, dass „*die außergewöhnlichen Stimuli, die sich in Form der krankheitserregenden Ursachen melden, gleichzeitig auch Reize für Schutzmechanismen des Organismus sind, die den Kampf mit den entsprechend pathologischen Erregern aufnehmen*."

Eine ähnliche Auffassung vertrat auch der Urwalddoktor Nobelpreisträger Dr. Albert Schweitzer (1875-1965). Er postulierte: „Wir Ärzte tun nichts anderes als den Doktor des Inneren zu unterstützen und anzuspornen. Heilen ist Selbstheilung."

Die Pathogenese (Pathos = Krankheit) ist ein in der Medizin geläufiger Begriff, der sich einseitig auf die Krankheitsentstehung und -entwicklung orientiert. Die Sanogenese ist weniger bekannt.

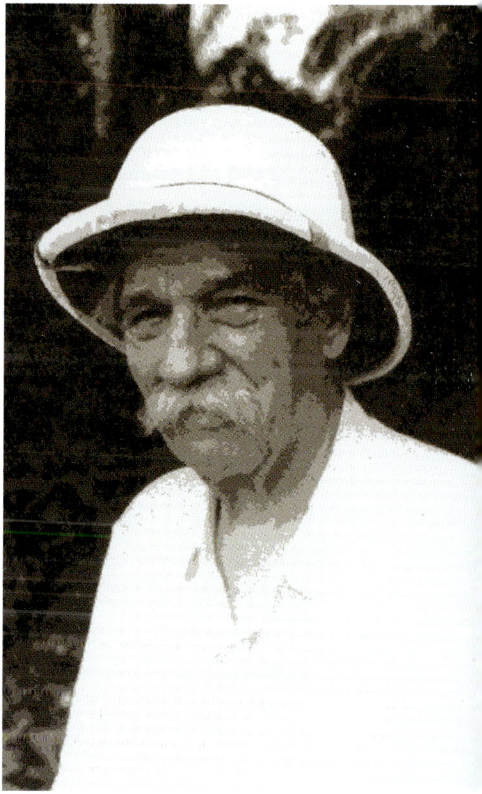

Sanogenese, das sind die von Iwan Pawlow nachgewiesenen Schutzmechanismen.

Hecht [1984] beschreibt die Sanogenese als einen komplexen autoregulatorischen Prozess, mit welchem Adaptations-, Schutz- und Selbstheilungsfunktionen stimuliert werden.

Der Ansatz der Prävention und Therapie kann nur die Sanogenese sein. Sie muss gestärkt und gefördert werden. Dazu braucht man Sanogenetika (gesundheitsfördernde Mittel und Methoden). Dazu gehören die Mineralien und vor allem Magnesiumsalze.

Die Grenze zwischen Gesundheit und Krankheit ist keine abrupte Übergangsfunktion, sondern ein fließender Übergang mit vielen „Grauzonen". Darauf verwies bereits Ibn Sina, auch unter dem Namen Avicenna bekannt (980-1037). Er klassifizierte sechs Abstufungen zwischen Gesundheit und Krankheit.

Man muss auf jeden Fall gesund, prämorbide Phase (Vorfeld der Erkrankung), Frühstadium und

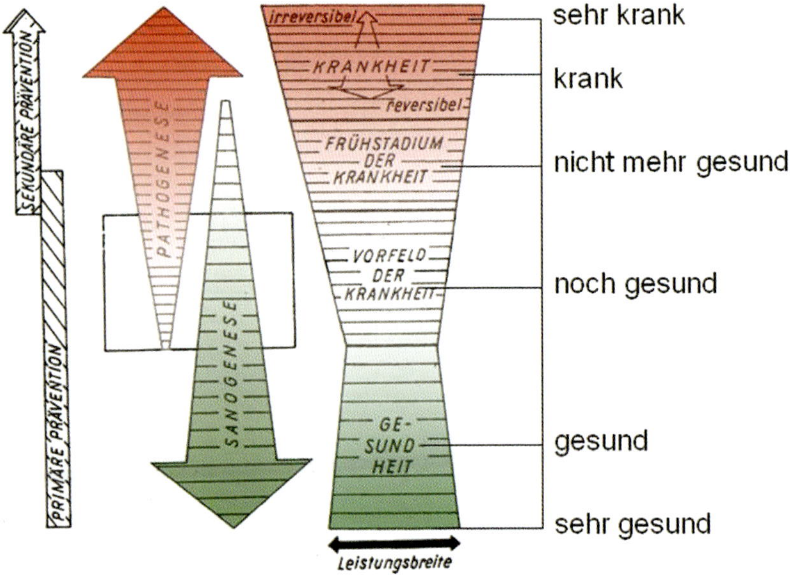

Abbildung 1: Modell der Gesundheits-Krankheits-Beziehung (nach Hecht 1984)

Krankheit unterscheiden [Hecht 1984]. In Anlehnung an das Modell von Avicenna klassifizierten wir mit objektiven Messungen mittels der Chronopsychobiologischen Regulationsdiagnostik [Übersicht: Hecht 2001] sechs verschiedene Abstufungen: sehr gesund, gesund, noch gesund (prämorbide Phase), nicht mehr gesund (Frühstadium), krank und sehr krank.

Die sanogenetischen Prozesse sollen durch den Lebensstil gefördert werden. Die Beseitigung der Erkrankungen mit Medikamenten ist kein richtiger Ansatz für das Gesundwerden. Das gelingt selten. Das zeigt folgendes Beispiel der Eurospire-Studie.

Geschockte Kardiologen nach Bekanntgabe folgender Ergebnisse: „Wer glaubt, dass Herzpatienten im letzten Jahrzehnt trotz jahrzehntelanger umfangreicher und anspruchsvoller Arzneimitteltherapie gesünder und gesundheitsbewusster geworden sind, der unterliegt einer massiven Täuschung."

Das Gegenteil ist der Fall: „Die therapeutische Kontrolle des Blutdrucks hat sich seit 1995 nicht verbessert - noch ist jeder zweite Patient hyperton. Die Diabetes-Prävalenz hat sich im Untersuchungszeitraum in Deutschland fast verdoppelt (1995: 13,5 %, 2007: 22,6 %)."

Quelle: Redaktioneller Bericht des Deutschen Ärzteblatts 194/57 aus dem Jahr 2007 (Seite C2113) von Dr. med. Vera Zylka-Menhorn über den Wiener Europäischen Kardiologenkongress auf dem die EUROPASPIRE-III-Studie vorgestellt wurde. Diese wurde über 10 Jahre lang an über 8.000 Patienten an 8 europäischen Ländern durchgeführt.

8_Gibt es einen Facharzt oder ein Medikament für Multimorbidität?

Leider nicht.

In der heutigen umweltschadstoffbelasteten und mit Stressoren überfüllten Gesellschaft (Stressoren = Verursacher von Stress. Stress = Körperreaktion) wird von der medizinischen Wissenschaft immer häufiger auf das Zunehmen der Multimorbidität die Aufmerksamkeit gelenkt. Diese Multimorbidität nimmt an Häufigkeit mit zunehmendem Alter zu.

Da die heutige Medizin in viele Fachdisziplinen aufgeteilt ist, es noch keinen Facharzt für Multimorbidität und auch kein Medikament dagegen gibt, muss der Patient mit seinen vielen Leiden zu den einzelnen Fachärzten gehen, z. B. mit dem hohen Blutdruck zum Kardiologen, mit dem Diabetes mellitus zum Diabetologen, mit den Rückenschmerzen zum Neurologen und Orthopäden, mit dem Rheuma zum Rheumatologen und mit Schlafstörungen zum Somnologen usw.

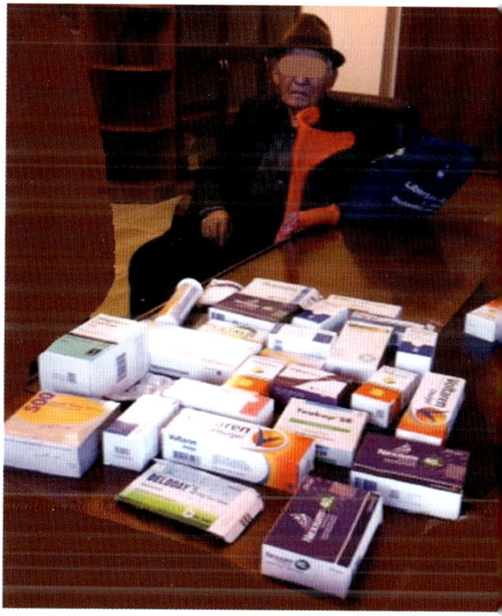

Abbildung 2: Ein 72-jähriger Patient erhielt diese Menge von 25 verschiedenen Medikamenten gegen seine Multimorbidität, die er täglich einzunehmen hatte. Diese Multimedikation birgt eine große Gefahr für die Gesundheit der Kranken in sich.

Da jeder Arzt verpflichtet ist, den Patienten nach seiner ihm zugeordneten speziellen Leitlinie zu therapieren, wird der mit vielen Krankheiten gleichzeitig belastete Patient separat für jede Erkrankung (oder für jedes Symptom) von einem Facharzt (Spezialisten) behandelt.

Jeder Facharzt betrachtet daher auch nur seine ihm zustehende Krankheit, wofür er auch entsprechende Medikamente verordnet. Dass dieser Patient, der zum Rheumatologen kommt, schon eine Menge Tabletten vorher vom Kardiologen und Diabetologen bekommen hat, wird nicht berücksichtigt. Ich habe es erlebt, dass infolgedessen Patienten 15-25 Medikamente gleichzeitig einnehmen mussten, die von verschiedenen Fachärzten zwar fachgerecht, aber nicht unter dem Aspekt der ganzheitlichen Multimorbidität verordnet wurden.

Seit 10.2016 ist in Deutschland zwar vorgeschrieben, dass jeder Patient einen „Medikamentenpass“ bekommt, damit bei multimorbiden Kranken die medikamentöse Multitherapie in realem Umfang erfolgen soll. Damit ist das Problem der Multimorbidität keinesfalls gelöst und für nicht wenige Patienten, die unzufrieden sind, beginnt das sogenannte „Doktorshopping“, wodurch das Leiden eher verschlimmert als beseitigt wird.

9_Ist die Multimedikation bei multimorbiden Patienten wirklich so gefährlich?

Multimedikation heißt Verabreichung bzw. Einnahme von vielen Medikamenten (multi = viel). Die Behandlung der Multimorbidität mit Medikamenten für jede einzelne Krankheit (oder jedes Symptom) ist wirklich gefährlich. Im Jahr 2015 wurden in Deutschland 250.000 Patienten mit von Medikamenten verursachten Krankheiten in Kliniken eingewiesen. Es ist sogar so gefährlich, dass dieses Problem öffentlich gemacht wurde.

1. The Washington Post vom 15.04.1998: „Regulär verordnete Medikamente fordern hohen Tribut. Millionen Menschen von toxischen Reaktionen betroffen.
   Von Rick Weiss, Redakteur bei der Washington Post:
   Mehr als 2 Millionen Amerikaner werden jedes Jahr in Folge toxischer Reaktionen auf regulär verordnete und richtig eingenommene Medikamente schwer krank und 106.000 Menschen sterben an diesen Reaktionen, wie aus einer neuen Studie hervorgeht. Diese erstaunlich hohe Anzahl macht Arzneimittelnebenwirkungen mindestens zur sechshäufigsten, wenn nicht vielleicht sogar zur vierthäufigsten Todesursache in diesem Land.“
2. Ärzte leisten Widerstand. „Viele Mediziner möchten sich vom ‚Tunnelblick‘ der Pharmaindustrie lösen und leisten Widerstand gegen die Pilleninflation“ Stern: 51/2008 S. 120 - 129
3. Im Deutschen Ärzteblatt 114/Juni 2017 beschreibt die Ärztin Dr. med. Martina Lenzen-Schulte die gravierende Gefahrensituation für die Patienten hinsichtlich der Multimorbidität und zeigt die Hilflosigkeit der Medizin auf. Dieser Artikel trägt die Überschrift „Wenn Krankheiten interagieren. Leitlinien adressieren Einzelerkrankungen und sind daher häufig realitätsfern.“ Denn die Mehrzahl der Patienten hat drei oder mehr Diagnosen.
   Dr. Lenzen-Schulte zitiert Prof. Dr. med. Eduard Battegay, Direktor der Klinik und Poliklinik am Universitätsspital Zürich, der Konsequenzen für die tägliche Arbeit der Ärzte

Patientensicherheit

Arzneitherapie – ein Hochrisikoprozess

Genaue Daten über unerwünschte Arzneimittelwirkungen liegen für Deutschland nicht vor. Sicher ist aber, dass viele Patienten an ihren Folgen sterben oder zum Teil dauerhaft geschädigt werden.

Deutsches Ärzteblatt | Jg. 102 | Heft 17 | 29. April 2005 C 928

Metabolische Störungen bei Antipsychotika

2 ■ MedReview · 2/2006

DANIEL KOPF, MARIA GILLES, MICHAEL DEUSCHLE, MANNHEIM

Arzneitherapie(un)sicherheit

Notwendige Schritte zur Verbesserung der Patientensicherheit bei medikamentöser Therapie

Deutsches Ärzteblatt | Jg. 102 | Heft 8 | 25. Februar 2005 C 399

Daniel Grandt[1], Henning Friebel[2], Bruno Müller-Oerlinghausen[3]

mit der Multimobidität und die Leitlinien fordert.
Die Multimorbidität, die aufgrund der Leitlinien als Einzelkrankheiten behandelt wird, ergibt in der medikamentösen Therapie Konfliktkonstellationen.
Dr. Lenzen-Schulte formuliert: „Denn die meisten Leitlinien helfen hierbei nicht weiter, weil die stets nur einen Parameter von mehreren adressieren: Die Blutung oder die Embolieprophylaxe, die Epilepsie oder die Infektion. So konnte eine schottischen Arbeitsgruppe zeigen, dass die strikte Befolgung von Leitlinien für häufige Erkrankungen wie Diabetes Typ 2, Hypertonie und Depression, sogar auf Abwege führen kann. Sie untersuchten die einschlägigen Empfehlungen des National Institute for Health und Care Excellence (NICE) im Kontext mit 11 anderen Leitlinien und konnten zahlreiche Interaktionsrisiken belegen, die in der jeweiligen Indexleitlinie übersehen worden waren."

4. Ein Land unter Arzneimittelsucht. Opiatkrise in den USA.
Am 26.10.2017 ruft der Präsident der USA, Donald Trump, einen Gesundheitsnotstand wegen weit verbreiteter Opiatsucht aus. Es wird in diesem Zusammenhang berichtet, dass Millionen von US-Bürgern der Mittelklasse opiatsüchtig sind. Jährlich sollen 70.000 bis 90.000 Menschen an den Folgen der Opiatsucht sterben. Opiate sind morphinähnliche Wirkstoffe. 2015 sollen in den USA so viele Opiate ärztlich verschrieben worden sein, dass rechnerisch jeder Bürger der USA drei Wochen lang diese Suchtmittel hätte einnehmen können.

Kanadische Wissenschaftler, die nach der Ursache der Opiatkrise in den USA gesucht haben, geben folgenden Bericht: Im Jahr 1980 führte der Arzt Hershel Jick eine Analyse von 12.000 Krankengeschichten von Patienten durch, die während ihres Klinikaufenthalts ein Opiat erhalten haben. Dabei stellte er fest, dass nur vier Patienten von den 12.000 süchtig geworden sind. Da bei derartigen Klinikaufenthalten nur kurzzeitig Opiate verordnet wurden, ist dieses Ergebnis real.

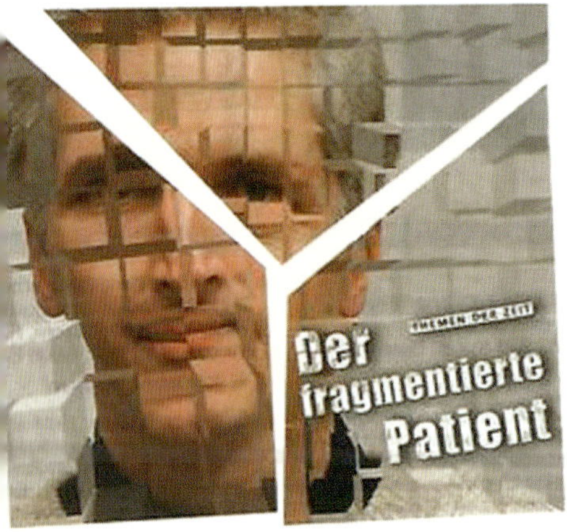

In fünf Sätzen formulierte er diesen Befund, der als Brief im New England Journal of Medicine an unscheinbarer Stelle abgedruckt wurde. In den folgenden Jahren wurde Jicks Befund in über 600 Fachzeitschriften unkritisch zitiert und in 70 % dieser Publikationen irreal als Beweis für die Unbedenklichkeit der Opiate für den Menschen interpretiert.

Die New Yorker Firma Purdue Pharma griff diesen Befund auf und entwickelte ein Opiat mit der Bezeichnung Oxycontin. Offiziell wurde dieses Arzneimittel als Droge Klasse II eingestuft. Das bedeutet hohes Suchtpotential. Die Firma Purdue Pharma brachte es 1996 mit der Werbung: „Ideal für eine große Bandbreite von Schmerzen" auf den Markt. In einer Pressemitteilung zur Markteinführung hieß es: „Die Angst vor Abhängigkeit ist übertrieben".

21 Jahre später wird erkannt, dass dies nicht die Wahrheit ist und solche gesundheitsschädigenden Folgen hat, dass der Präsident der USA den Gesundheitsnotstand ausrufen muss.

Und wie sieht es in Deutschland aus? In einem Leitfaden der Bundesärztekammer für die ärztliche Praxis „Medikamente – schädlicher Gebrauch und Abhängigkeit" [2007] wird angeführt, dass 1,5 Millionen Deutsche arzneimittelabhängig sind und weitere 1,5 Millionen Deutsche gesundheitsgefährdet.

10_Was versteht man unter Digitalisierung des Patienten?

Hinzukommt die nicht ungefährliche Digitalisierung des Patienten. Hierzu warnte auch ein Artikel im Deutschen Ärzteblatt mit folgender Überschrift: „Arzt-Patient-Beziehung: Der fragmentierte Patient" von Wolfgang Böker. „Die Befundermittlung wird vielfach zugunsten einer immer detaillierteren Datensammlung vernachlässigt. Dann sieht sich der Patient weniger als

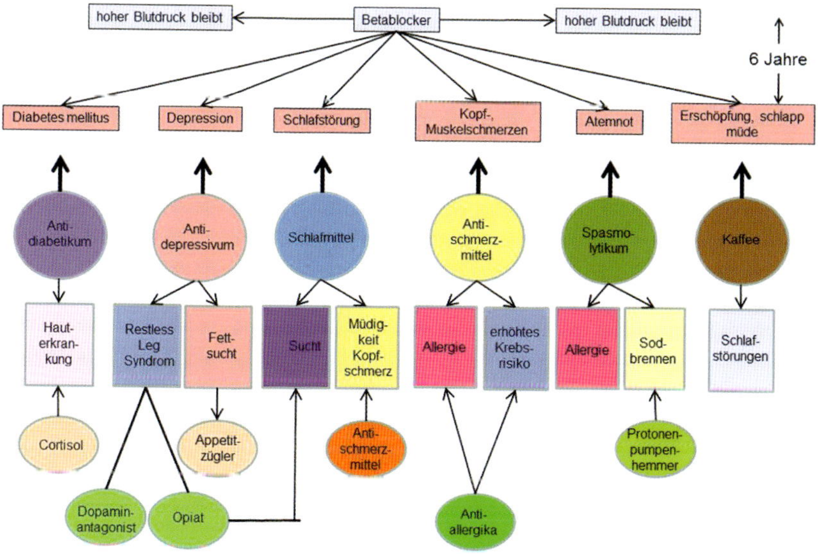

Abbildung 3: Medikamente sorgen für dauerhaftes Kranksein. Blutdrucksenker: Betablocker (Fallbeispiel, ♂ 62 Jahre) [Archiv Hecht]

leidendes Subjekt gewürdigt denn als „Werkstück" verobjektiviert. Das Ganze einer umgreifenden Heilpraxis geht in der verwirrenden Vielfalt der Spezialfächer und Spezialmethoden verloren, die Grundmelodie menschlichen Leidens wird mehr und mehr übertönt vom „Rauschen der Daten". [Deutsches Ärzteblatt Jg. 100, Heft 1-2, 06.01.2003]

Galenos (129-199), ein Arzt der Antike (Rom) und ein Verehrer Hippokrates' postulierte: „Heilkunst ist Lebenskunst. Man muss auf die Natur des Kranken achten, denn für jeden besteht eine besondere Therapie". „Kein Mensch ist wie der andere. Man darf nicht einfach von Krankheiten sprechen und davon, wie sie behandelt werden."

„Es gibt eigentlich keine Krankheiten, sondern nur kranke Menschen."

11_Können Sie ein Beispiel geben, wie gefährlich die Behandlung der Multimorbiditätskranken mit Medikamenten nach Leitlinien ist und Konfliktkonstellationen bewirken kann?

Auswirkungen der Wirkungen und Nebenwirkungen bei Multimedikation an Patienten mit arterieller Hypertonie (Bluthochdruck) haben wir bei Patienten des Kurzentrums NaturMed Davutlar, in dem wir von 2004-2017 nichtmedikamentöse Asklepioskuren durchführten, häufiger festgestellt. Nachfolgend ein Beispiel von vielen. Im Sommer 2008 stellte sich ein 62-jähriger türkischer Patient mit folgenden Beschwerden vor: Sein Allgemeinzustand war schlecht, er konnte keine 100 m gehen, sein Blutdruck (Ruhewert) 91/62 mmHg. Die Einweisungsdiagnose war arterielle Hypertonie, Diabetes mellitus, Schlafstörungen, Muskel- und Kopfschmerzen, Gleichgewichtsstörungen, Atembeschwerden, Neurasthenie (nervale Erschöpfung).

Die Hypertonie war sechs Jahre zuvor diagnostiziert worden. Im Laufe dieser Zeit erreichten die gleichzeitig verabreichten Medikamente zunehmend die stattliche Zahl 13, weil nämlich durch Nebenwirkungen der eingenommenen Medikamente neue Krankheiten entstanden waren. Wir haben diese Entwicklung in einem Schema in Abbildung 3 dargestellt.

Wir setzten alle 13 Medikamente ab. Um Abstinenzsymptomatik zu verhindern, applizierten wir den Neurotransmitter (die Uraminosäure) Glyzin [siehe Hecht et al. 2010].

Außerdem nahm der Patient an dem Programm der Asklepioskur teil. Von Tag zu Tag ging es ihm besser. Nach einer Woche konnte er schon fünf Kilometer wandern. Nach zwei Wochen zehn Kilometer. Wir maßen jedoch immer einen Ruheblutdruck von 100/70 mmHg. Es war keine Spur von einer Hypertonie festzustellen.

Nach einem Jahr stellte er sich erneut im Kurzentrum NaturMed vor. Er war ein gesunder, gut trainierter Mann, der täglich mit Freude 10 km wanderte. Sein Blutdruck zeigte weiter Werte unter 100 mmHg. Arzneimittel hat er in dieser Zeit nicht mehr eingenommen.

Wir bestreiten keinesfalls, dass Arzneimittel in Einzelfällen nützlich sein können und auch angewendet werden sollten. Bevor Medikamente eingenommen werden, ist aber immer erst zu prüfen, ob nicht andere Therapiekonzepte helfen können.

12_Warum sind Seniorinnen und Senioren bei Multimedikation besonders gefährdet?

Folgende Information in der Zeitschrift Naturarzt [7/2017] nimmt dazu wie folgt Stellung: „Senioren: oft zu viele Medikamente. In Deutschland werden Hochrechnungen zufolge zwischen 12.000 und 58.000 Patienten jährlich durch unerwünschte Arzneimittelwirkungen (UAW) dauerhaft geschädigt oder sterben. Zudem sollen hierzulande etwa 1,5 Prozent aller Klinikeinweisungen im Zusammenhang mit UAW stehen, von denen insbesondere Menschen betroffen sind, die fünf oder mehr Medikamente einnehmen. Zu diesem Ergebnis kam die aktuelle Studie der hkk Krankenkasse zum Thema Polypharmazie (Multimedikation). Besonders betroffen sind Patienten ab 65 Jahre. Mit Polypharmazie und Übermedikation stehen schwerwiegende Gesundheitsrisiken in Verbindung. Den meisten Patienten sind allerdings die Gefahren und Risiken nicht bewusst. Hausärzte sollten für Polypharmazie-Patienten ausreichend Zeit aufbringen, um Anzahl und Art von Arzneimitteln auf das notwendige Maß zu reduzieren und Wechselwirkungen zu vermeiden."

Dazu noch weitere Informationen.

Der deutsche Arzneiverordnungs-Report 2008 stellt bei der Pharmakotherapie Folgendes fest: Bei älteren Menschen über 60 Jahre waren Verordnungen von Arzneimitteln in 40 % der Fälle ungerechtfertigt. In 25 % der Fälle lag keine korrekte Dosierung vor, in 20 % der Fälle waren die Arzneimittel für die Erkrankungen ungeeignet. Des weiteren wird in diesem Arzneiverordnungs-Report 2008 bemerkt, dass der Anteil der Bevölkerung über 60 Jahre 27 % in Deutschland beträgt, der Anteil der für diese Bevölkerungsgruppe erfolgten Arzneimittelverordnungen ist jedoch mit 64 % ausgewiesen.

Derartige Erkenntnisse haben dazu geführt, international PIM-Listen (potenziell inadäquate (nicht geeignete) Medikation) für ältere Menschen aufzustellen, um eine **Arzneimittelsicherheit** für den älteren Patienten anzustreben. Für Deutschland wurde die sogenannte „Priscus-Liste" für potenziell inadäquate Medikamentationen für ältere Menschen unter der Leitung von Frau Professor Dr. med. Petra Thurmann vom Lehrstuhl für Klinische Pharmakologie der Universität Witten-Herdecke erarbeitet. Das Projekt wurde vom Bundesministerium für Bildung und Forschung (BMBF) gefördert.

Diese Priscus-Liste enthält 83 Arzneistoffe aus 18 Arzneistoffklassen, die potenziell inadäquat, also völlig ungeeignet für ältere Menschen sind.

Wenn Sie ständig diese Medikamente einnehmen und älter als 60 Jahre sind, werden Sie sicherlich geschockt sein.

Die Priscus-Liste wurde im Deutschen Ärzteblatt 107 [2010, S. 543-551] publiziert und ist abzurufen unter http://priscus.net.

Von den 83 Arzneistoffen möchte ich nachfolgend einige Beispiele anführen, weil die Aufzählung aller diesem Buch nicht gerecht werden würde.

Analgetika	Antidepressiva	Antihypertensiva
(schmerzlindernde Medikamente)	(gegen Depressionen)	(blutdrucksenkende Mittel, Herz-Kreislauf-Mittel)
Indometacin	Amitriptylin	Terazosin
Acemetacin	Doxepin	Methyldopa
Ketoprofen	Imipramin	Clonidin
Phenylbutazon	Clomipramin	Reserpin
Piroxicam	Maprotilin	
Meloxicam	Trimipramin	
Etoricoxib	Fluoxetin	
Phethidin	Tranylcypromin	
	Doxazosin	
	Prazosin	

Meine wissenschaftlichen Erkenntnisse und praktischen ärztlichen Erfahrungen: Anstatt dieser Stoffe sollten Magnesiumsalze eingesetzt werden.

13_Warum wird im Titel des Buchs die Verbindung von Multimorbidität und Magnesiummangel angeführt?

Seit mehr als 40 Jahren ist es gesichertes Wissen, dass Mangel an Magnesium im menschlichen Körper zu einer großen Zahl von Symptomen führt, die eine Multimorbidität reflektieren. Daraus ergeben sich die Fragen:

Könnten nicht die vielen Symptome eines mit Multimorbidität befallenen Patienten vielleicht eine Grundursache haben? Der Magnesiummangel kann viele Symptome, die auch in der Multimorbidität stecken, verursachen.

Wäre es nicht sinnvoll, nach der Ursache der Multimorbidität zu suchen?

14_Warum ist Magnesium so wichtig für den Menschen?

Magnesiumsalze zählen neben dem Siliziumdioxid zu den wichtigsten Mineralien für alle Lebewesen, besonders aber für den Menschen. Studien aus aller Welt zeigen, dass Magnesium an einer Vielzahl von Stoffwechselprozessen beteiligt ist. So vertritt der amerikanische Magnesiumexperte Morley Robbin auf der Grundlage von umfangreichen Literaturstudien die Auffassung, dass Magnesiumsalze an der Bildung von über 3.750 Eiweißen beteiligt sind.

Magnesium ist nach Kalium das zweithäufigste intrazelluläre Kation, nur etwa 1 % des gesamten Magnesiums befindet sich im extrazellulären Raum; 50-70 % des Gesamtmagnesiums sind im Knochen lokalisiert, ein großer Teil davon rasch verfügbar. Die biologische Wirksamkeit des Magnesiums wird durch die Fähigkeit zur Chelatbildung mit Enzymen, Substraten und Substanzen der Zellstrukturen erklärt. Magnesium gilt als Aktivator von etwa 300 Enzymsystemen, insbesondere für alle phosphatübertragenen Reaktionen. Dadurch ist es bei der Regulation der Membranpermeabilität intrazellulärer Strukturen sowie der Zellmembran und bei den meisten Reaktionen des Stoffwechsels aller Klassen beteiligt.

Ohne Magnesium gibt es kein Leben.

Studien der letzten Jahrzehnte verweisen aber auch auf einen weltweit bestehenden Mangel an diesem lebenswichtigen Mineral. Dieser äußert sich in einer Unzahl von Krankheitssymptomen sowie chronischen Beschwerden, welche die körperliche und geistige Lebensqualität teilweise erheblich einschränken können.

15_Was kann das Magnesium im menschlichen Körper bewirken?

Ein kurzer Überblick in Schlagzeilen über zirka 40-jährige Erfahrungen mit Magnesiumsalzen in der Therapie und Prävention.

1. Magnesium ist neben dem Siliziumdioxid das wichtigste Mineral für alle Lebensfunktionen des Menschen, für die körperlichen und psychischen.
2. Die Bedeutung des Magnesiums für die menschlichen Körperprozesse wurde lange Zeit unterschätzt und wird es zum Teil auch noch heute. Es hat sich aber in den letzten Jahren verschiedene neue Beinamen erobert:
   - Powermineral
   - Antistressmineral
   - Wundermineral
   - Mineral der inneren Ruhe
   - Alleskönner
3. Magnesium ist in alle Stoffwechselprozesse einbezogen. Es ist Aktivator von mehreren tausenden Enzymen, spielt im Eiweiß- und Kohlehydratstoffwechsel eine Rolle. Es wird als Stoffwechselmanager unserer Zellen bezeichnet.

   Magnesium bewirkt die elektrischen Reizleitungen in den Nerven und Muskeln.
4. Ohne Magnesium keine Funktion des zentralen Nervensystems. Im Gehirn spielt das

Magnesium eine wichtige Rolle bei der optimalen Funktionsfähigkeit der 100 Milliarden Nervenzellen. Auch für das Bauchgehirn und Herzgehirn ist Magnesium wichtig, weil es die Kommunikation zwischen Kopfgehirn einerseits und dem Herz- und Bauchgehirn andererseits gewährleistet.

5. Als Mineral der inneren Ruhe bewirkt Magnesium die Relaxation und Gelassenheit. Magnesium und Kalzium sind Gegenregulatoren. Magnesium sorgt für Ruhe, Kalzium für Erregung. Es ist wichtig, dass Magnesium im menschlichen Körper immer das Übergewicht gegenüber dem Kalzium hat.
6. Magnesium ist Energiespender für die inneren Kraftwerke der Zellen, für die Mitochondrien. Magnesium sorgt für die Energieproduktion in Nerven-, Muskel- und Herzmuskelzellen. Mit ausreichend Magnesium laufen Sportler schneller. Geht das Magnesium aus, dann tritt Energieverlust und Müdigkeit auf.
7. Mit Magnesium werden Knochen und Zähne hart. Nicht Kalzium, sondern Magnesium und Siliziumdioxid verhindern Osteoporose. Kalziumzufuhr fördert die Entwicklung der Osteoporose. Es ist ein großer Irrtum der Medizin, bei Osteoporose Kalzium zu verabreichen!!
8. Magnesiumchlorid ist das beste Antischmerzmittel, das beste Antistressmittel, das beste Herzstärkungsmittel, das beste Energiestimulans und das beste Schlafmittel ohne jegliche unerwünschten Nebenwirkungen.
9. Magnesium ist der beste Schutzschild für das Herz und die Blutgefäße und ein natürlicher Blutdrucksenker.
10. Magnesium kann Diabetes mellitus verhindern.
11. Magnesium hemmt den biologischen Alterungsprozess.
12. Magnesium vermag den angeborenen Magnesiummangel bei Mensch und Tier auszugleichen.

Kopfschmerzen können auf Magnesiummangel zurückzuführen sein.

16_Ist Magnesiummangel als multimorbide Volkskrankheit zu bezeichnen ein neuer Modetrend oder eine neue erfundene Krankheit?

Keinesfalls. Die Magnesiummangelkrankheit ist schon lange bekannt. Sie wird nur unterschätzt. Auf einem Ärztekongress im Jahr 1936 in den USA, der sich mit der Rolle der Mineralien beschäftigte, wurde auch die des Magnesiums als lebenswichtiges Mineral herausgestellt und über Magnesiummangel als Verursacher von menschlichen Leiden diskutiert.

Prof. Dr. Dierck-Hartmut Liebscher von der Berliner Charité, der auch Vorsitzender der Selbsthilfeorganisation „Mineralbalancen" ist, schätzt die heutige Situation der Magnesiummangelerkrankung wie folgt ein: „Sowohl das Magnesiummangel-Syndrom wie auch die Magnesiummangel-Tetanie sind ausführlich in der Literatur beschrieben, nur in den Lehrbüchern für Studenten und Allgemeinmediziner ist die Darstellung mangelhaft bis unzureichend. Man findet im Allgemeinen keinen Hinweis

- auf die notwendige Diagnose des klinischen Bildes,
- auf Häufigkeit und klinische Bedeutung der Krankheit,
- auf die genetische Disposition und Vererbbarkeit.

Es ist die Erfahrung der Mitglieder unserer Selbsthilfegruppe, dass Magnesiummangel in der praktischen Medizin nicht die sachgemäße Aufmerksamkeit findet."

„Die meisten der Magnesiummangel-Patienten erleiden über viele Jahre eine Odyssee von einem Spezialisten zum anderen, bevor die Ursache ihrer Beschwerden gefunden wird. Diese Patienten sind immer in Gefahr, als Hypochonder, Hysteriker und Neurotiker klassifiziert und entsprechend behandelt zu werden.

Das ist aber nicht das einzige Problem. Sogar diagnostizierte Magnesiummangel-Patienten laufen Gefahr, dass bei einer notwendigen Krankenhauseinweisung die Magnesiumgabe abgesetzt wird, weil der Serumwert im sogenannten Referenzbereich liegt. Dieser Bereich ist zu weit und bedarf außerdem einer neuen Bewertung."

Schon 1986 wurden im Mag-Bull 8(198), S. 41-45, Empfehlungen einer Expertenkommission der Gesellschaft für Magnesiumforschung mit dem Titel: „Magnesium: Indikationen zur Diagnostik und Therapie in der Humanmedizin" veröffentlicht, die heute, 30 Jahre später, an Aktualität nichts verloren haben.

Am 03. Oktober 1990 wurde im Klinikum Berlin Buch die „Selbsthilfeorganisation Mineralienbalancen" auf Initiative des Neurologen Prof. Dr. Roland Fehlinger gegründet, die heute unter Leitung von Prof. Liebscher (Berliner Charité) weiterhin aktiv ist.

17_Warum werden Magnesiummangelerscheinungen als Multimorbidität bezeichnet?

Die Vielfältigkeit der Funktionen des Magnesiums im menschlichen Körper drückt sich bei Magnesiummangel auch in der Vielfalt der Symptome (Krankheitszeichen) aus.

1. Erhöhte Reizbarkeit, Konzentrations- und Gedächtnisschwäche, innere Unruhe,

Geräuschempfindlichkeit, Elektrohypersensibilität, Ängste, Depression, Ohrensausen (Tinnitus). Mein Freund und Kooperationspartner in den 70-80er Jahren des vergangenen Jahrhunderts, Prof. Dr. Roland Fehlinger aus der neurologischen Klinik der Berliner Charité, gab die Einschätzung, dass Patienten mit Magnesiummangel über unspezifische reizbare Schwäche klagen, hinter der sich sehr häufig Depressionen, Ängste und Panikattacken verbergen.

2. Muskelkrämpfe der Waden, der Oberschenkel, der Füße und Hände, der Rippenmuskulatur, Zittern der Hände und Beine, Schwindel und Schluckbeschwerden.
3. Herz-Kreislauf-Störungen, Bluthochdruck, Herzrhythmusstörungen (Herzstolpern), Tachykardien (Herzrasen), kalte Füße
4. Atemstörungen, Luftnot, plötzliches Gähnen
5. Erschöpfung: Energielosigkeit, Müdigkeit, erhöhtes Schlafbedürfnis, aber nicht schlafen können, Schlaflosigkeit, Motivationsmangel
6. Schmerzen: Kopfschmerzen und Migräne, Schulter-Nacken-Schmerzen, Rückenschmerzen, Muskelschmerzen in verschiedenen Körperregionen, Taubheitsgefühl der Hände und Füße
7. Störungen im Verdauungssystem. Nervöse Magen- und Darmbeschwerden, Magenkrämpfe, Darmkrämpfe, Verstopfung und Durchfall im Wechsel
8. Verstärkung von Allergien. Erhöhte Reaktionsbereitschaft auf Allergene
9. Menstruationsstörungen verschiedenster Art
10. Bei Kindern: ADHS = Hyperaktivität. Aufmerksamkeits-Defizit-Syndrom (Zappelphilipp), Wachstumsverzögerungen. In einer polnischen Studie wurde bei 59 % der Kinder mit ADHS Magnesiummangel nachgewiesen.
11. Tetanie: Krampfbereitschaft durch Übererregbarkeit des Nervenmuskelsystems
12. Beschleunigtes Altern: Der biologische Prozess wird beschleunigt, wenn Magnesium fehlt

Besonders empfindlich gegenüber Magnesiummangel sind das Nervensystem und die Psyche, das Herz und die Bauchspeicheldrüse.

18_Welche Ursachen sind bei der Magnesiummangelerkrankung bekannt?

1. Genetische Ursache: Diese beziehen sich auf die eingeschränkte Aufnahme des Magnesiums über die Darmschleimhaut und das vermehrte Ausscheiden des Magnesiums durch die Nieren (1 % der Bevölkerung sollen davon betroffen sein.)
2. Nichtaufnahme des Magnesiums im Darm: Aufgenommene Magnesiumsalze aus der Nahrung

und als Medikamente, werden zum größten Teil wieder ausgeschieden, weil durch die heutige Ernährung die Darmschleimhaut geschädigt ist und das Mineral nicht aufnimmt.

3. Blutwerte sind unbestimmt: Der Magnesiummangel lässt sich nur schwer durch Werte im Blut bestimmen und so kann ein Magnesiumkranker anhand der Blutdaten als gesund ausgewiesen werden.
4. Magnesiumfresser schaffen Magnesiummangel: Die größten „Magnesiumfresser" im Organismus sind der Stress und der Alkohol. Sie entnehmen dem menschlichen Körper Unmengen von Magnesium.
5. Wenig Magnesium in den Nahrungsmitteln: Die Nahrungsmittel enthalten aufgrund der Industrialisierung der Landwirtschaft nur noch wenig Magnesium, das für die Funktionen des Menschen nicht ausreicht.

19 Gibt es Risikopersonen für Magnesiummangel?

- Personen mit regelmäßigem Alkoholgenuss
- Jugendliche im Alter von 15-19 Jahren und Senioren über 60 Jahre
- Patienten mit Diabetes mellitus (Zuckerkrankheit)
- Schwangere und Stillende
- Leistungssportler (sie schwitzen das Magnesium aus)
- Saunafreunde
- Senioren und Seniorinnen
- Gestresste mit Burnout-Syndrom
- Personen mit intensiver geistiger Tätigkeit

20_Können Medikamente Magnesiummangel bewirken?

Magnesiummangel durch Medikamente ist zum Beispiel bekannt bei:

- Entwässerungsmitteln die Magnesium mit ausschwemmen
- Abführmitteln
- Chemotherapeutika bei Krebspatienten
- Antibiotika (Tetracycline)
- Magensäurehemmern (Protonenpumpenhemmer)
- Antibabypille
- Antibiotika

- Kortison
- blutdrucksenkende Mittel

21_Gibt es Beweise, dass Nahrungsmittel magnesiumarm geworden sind?

Einer der vielen Faktoren für Magnesiummangel ist der zunehmend geringer werdende Gehalt an Magnesium in den Nahrungsmitteln. Die nachfolgende Tabelle zeigt, dass sich die Magnesiumkonzentration innerhalb von 75 Jahren nahezu halbiert hat. Diese Tendenz ist bis heute weitergegangen.

Aufnahme 1909	408 mg/Tag
Aufnahme 1949	368 mg/Tag
Aufnahme 1980	349 mg/Tag
Aufnahme 1985	323 mg/Tag (Männer)
Aufnahme 1985	228 mg/Tag (Frauen)

Tabelle 1: Der Magnesiumgehalt der Nahrung hat seit 1909 bis 1985 kontinuierlich abgenommen [Quelle: Dr. Mark Sircus 2015]

Eine Studie des Landwirtschaftsministeriums der USA mit 37.000 Personen aller Altersgruppen (Säuglinge bis Senioren) stellte fest, dass nur bei 25 % der Untersuchten die Aufnahme des Magnesiums durch Nahrungsmittel gedeckt werden kann. 75 % dieser Probanden haben Magnesiummangel. Hierbei diente als Kriterium die von der Akademie der Wissenschaften der USA empfohlene Tagesmenge an Magnesium, die sehr niedrig angesetzt ist.

22_Wäre es nicht sinnvoller, nach einer Ursache der Multimorbidität zu suchen, als das Chaos bei der jetzigen Therapie bei Patienten mit Multimorbidität weiter zu pflegen? Könnten nicht die vielen Symptome eines mit Multimorbidität befallenen Patienten vielleicht eine Grundursache haben, nämlich Magnesiummangel?

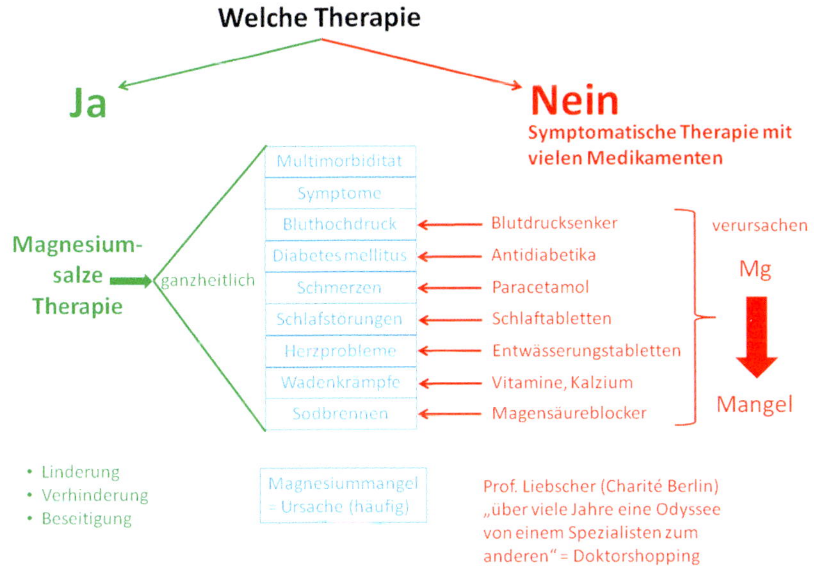

Abbildung 4: Schematische Darstellung von zwei Möglichkeiten der Therapie der Multimorbidität

Der Magnesiummangel kann viele Symptome, die auch in der Multimorbidität stecken, verursachen.

Das Schema Abbildung 4 soll Anregungen zum neuen Denken in der Therapie von Multimorbidität geben.

Es ist daher zu empfehlen, dass bei Multimorbidität, bevor Medikamente verordnet werden, Magnesium verabreicht wird, und nur dann, wenn die Effekte ausbleiben, sollte zu Medikamenten gegriffen werden.

Magnesiumsalze sind nicht schädlich und haben keine schädigenden, unerwünschten Nebenwirkungen. Bei sehr hoher Dosierung kann Durchfall auftreten. Weicher Stuhl und Durchfall sind Kriterien für hohe Magnesiumsalzdosierungen.

Bei Multimorbidität ist auch zu beachten, dass die meisten Medikamente Magnesiummangel verursachen. Wenn Magnesiummangel vorliegt (bei den meisten chronischen Erkrankungen ist dies der Fall), verstärken die Medikamente noch den Magnesiummangel und hemmen somit den Heilungsprozess

Magnesiumsalztherapie und nach den neuesten Erkenntnissen auch noch eine solche mit der transdermalen Applikation von Magnesiumchlorid sollte als Basistherapie zu jeder Mehrfacherkrankung (Multimorbidität) gehören.

Die Behandlungskonflikte bei der Behandlung von Patienten mit Multimorbidität können auf diese Weise reduziert oder sogar verhindert werden und auch die 250.000 Patienten mit Medikamentenerkrankungen brauchten nicht in Kliniken eingewiesen werden.

23_Wie stark ist die Magnesiummangelerkrankung verbreitet? Gibt es Studien?

Ja! Dazu einige Beispiele.

In den USA sollen mindestens 75 % der Bevölkerung an Magnesiummangel leiden (Untersuchungen des US-Landwirtschaftsministeriums an 37.699 Personen) [zitiert bei Sicus 2015].

Die Nationale Verzehrstudie II hat für die deutsche Bevölkerung festgestellt, dass 26,1 % der Männer und 28,6 % der Frauen die DACH-Referenzwerte für Magnesium unterschritten. Besonders auffallend sind dabei die 14-18-jährigen Frauen, die die Empfehlungen zu 56,4 % nicht erreichten. Aber auch Männer in den Altersgruppen 14-18 (45 %) und 19-24 (40,9 %) und Frauen in der Altersgruppe 19-24 Jahre (38,3 %) waren davon betroffen.

Über 50 % der Senioren haben zu wenig Magnesium.

In Frankreich sind geschätzte 72 % der männlichen Bevölkerung zwischen 15 und 92 Jahren nicht ausreichend mit Magnesium versorgt. Bei der weiblichen Bevölkerung zwischen 10 und 90 Jahren geht man von 83 % aus.

In Kanada sind 75 % der Jugendlichen mit Magnesium unterversorgt.

24_Gibt es Studien zur Wirkung von Magnesiumpräparaten bei verschiedenen Erkrankungen?

Über die Magnesiumwirkung bei verschiedenen Erkrankungen liegen zahlreiche Studien vor.

In einer 1985 veröffentlichten Dokumentation „Empfehlungen einer Expertenkommission der Gesellschaft für Magnesium-Forschung e. V., Workshop München, 29./30. November 1985" werden auf der Grundlage von über 150 Studien Empfehlungen zur Anwendung von Magnesium in der Humanmedizin gegeben. Zwischenzeitlich ist noch eine große Anzahl von Studien erschienen [Classen et al. 1986].

Nachfolgend möchte ich an Beispielen die Vielfalt der Wirkungen von Magnesium bei verschiedenen Erkrankungen aufzeigen. Um die Studien zu dokumentieren, wird immer der erste Autor der Studie und die Jahreszahl, die angibt, wann die Studie erschienen ist, angegeben. Im Literaturverzeichnis befindet sich die gesamte Quellenangabe.

Nachweisbare therapeutische Wirkungen wurden bei folgenden Erkrankungen durch die Verabreichung von Magnesium in Pulver- oder Tablettenform (peroral) erzielt:

- bei **Demenzentwicklung** [v. Ehrlich 2016]
- bei **Herz-Kreislauf-Erkrankungen**: Altura [1985a und b], Bigg [1981], Chadda [1973], Cohen [1984]; Morton [1985]; Hunger [2014]
- bei **Diabetes mellitus**: Cloudhary [2010], Bachem [1980], Martin [1958], Dae Jung Kim [2010], Lopez Redaura [2004], Johannson [1980]; Ehrlich [2014]
- bei **Migräne**: Peikert [1986]
- bei **Tinnitus**: Cevette [2011]. bei **Lebererkrankungen**: Großmann [1978]
- bei Kindern mit **ADHS** (Aufmerksamkeits-Defizit-Syndrom): Starobrat-Hermelin [1997], Liebscher [2010]
- bei **Wadenkrämpfen**: Riss [1983]
- bei **Erkrankungen des Nervensystems**: Deutsch [1985], Chutkov [1997] Vallee [1960], Larsun [2012], Fehlinger [1981, 1984], Vierling [2014]; Kolisek [2014]; Vierling [2014]
- Magnesium bei **onkologischen Erkrankungen** [Micki 2015]
- zur **Verhinderung des plötzlichen Kindstods** von Säuglingen: Eisenberg [1992]
- bei **Schilddrüsenüberfunktion**: Wuttke [1984]
- bei **Stress**: Claasen [1971]
- bei **Schlafstörungen**: Dralle [1985]
- bei **Karies**: Kleber [1985]
- bei **Multimorbidität**: Ulmer [2010]; Fabian [2014]
- Einfluss auf den **Alterungsprozess**: Barbagalle [2010]; Wolf [1988]
- während der **Schwangerschaft**: Bartel [1982], Kiss [1975], Spätling [1988]
- gegen **Bestrahlungen** Adamietz [2014]
- **Skelettsystem** Münzenberg [2014]

Bei Krämpfen (Eklampsie) während der Schwangerschaft wird meistens per Injektion Magnesiumsulfat verabreicht.

25_Welche Magnesiumverbindungen verhindern oder beseitigen die Symptome des Magnesiummangels?

In der Medizin wird kein atomares (reines) Magnesium angewendet. Dieses dient nur für Feuerwerke. Wenn sich das Magnesium mit anderen Elementen verbindet oder verbunden wird, entstehen Magnesiumverbindungen, auch als Magnesiumsalz bezeichnet.

Für die Medizin kommen nur Magnesiumsalze infrage. Diesbezüglich haben sich in den letzten Jahrzehnten eine ganze Reihe von Magnesiumverbindungen bei der Beseitigung der Magnesiummangelerkrankungen bewährt. Die Magnesiumverbindungen sind aber kein Allheilmittel. So etwas gibt es gar nicht! Die einzelnen Magnesiumverbindungen können auch an verschiedenen Individuen unterschiedlich wirken. Auch die Dosierung sollte individuell erfolgen. Keine der nachfolgend angeführten Magnesiumverbindungen hat toxische (giftige) Wirkungen. Als Nebenwirkung kann breiiger Stuhl, bei sehr hoher Dosierung auch Durchfall auftreten.

Es ist auch möglich, dass Magnesiumverbindungen nur eine geringe Wirkung zeigen. Das ist z. B. der Fall, wenn der Magen und Darm nicht voll funktionsfähig sind. Leider ist dies heute bei vielen Menschen der Fall. Nicht zuletzt spielt dabei die übertriebene Multimedikation eine Rolle.

Für die nachfolgend angeführten Magnesiumverbindungen liegen Studien und praktische Erfahrungen vor, die belegen, dass sie Magnesiummangelsymptome lindern, verhindern oder beseitigen können. Die einzelnen Magnesiumverbindungen haben zum Teil auch noch spezifische Effekte.

• Magnesiumoxid	• Magnesiumhydroxid
• Magnesiumcarbonat	• Magnesiumchlorid
• Magnesiumzitrat	• Magnesiumsulfat
• Magnesiumorotat	• Magnesiumgluconat
• Magesiummalat	• Magnesiumglyzinat

26_Welche Magnesiumsalze haben welche Wirkungen?

Nachfolgend einige Beispiele.

Magnesiumsulfat $MgSO_4$

Dieses wird auch als Bittersalz bezeichnet. In der Medizin wird das Magnesiumsulfat als intravenöse Applikation (in die Vene gespritzt) verabreicht, z. B. bei Asthmaanfällen, bei Krämpfen, Herzinfarkt und Herzrasen. Das Magnesiumsulfat kann aber auch direkt in die Muskeln und unter die Haut gespritzt werden.

Magnesiumsulfat findet auch breite Anwendung in der Geburtshilfe, z. B. bei Eklampsie (Schwangerschaftskrämpfen) und bei drohender Frühgeburt. **Magnesiumsulfat darf nur von Ärzten verabreicht werden!**

Magnesiumoxid MgO

MgO ist eine Verbindung von Magnesium und Sauerstoff. Natürlich kommt Magnesiumoxid in Vulkangesteinen vor. Es kann auch aus dem Meerwasser gewonnen werden.

Magnesiumoxid hat in dieser Verbindung einen großen Teil an von Körperprozessen verwertbarem Magnesium. Es ist gut geeignet für orale Applikation (durch den Mund aufgenommene Einnahme) und kann in höheren Dosen ohne Nebenwirkungen eingenommen werden. Ich persönlich habe dieses Magnesiumoxid sehr effektiv zur Stressreduktion, z. B. auch bei Kosmonauten während der Vorbereitung auf einen Flug ins All (Space) und bei schlafgestörten Patienten angewendet.

Magnesiumcarbonat MgCO3

Es wird auch als Bitterspat bezeichnet. Es kommt vor in Dolomit und in bestimmten Gesteinsarten, die als Magnesit bezeichnet werden.

Magnesiumcarbonat kann auch die meisten Symptome des Magnesiummangels lindern oder beseitigen. Es wird spezifisch, gemeinsam mit Magnesiumoxid, zur Regulierung der Magensäure gegen Sodbrennen verwendet.

Magnesiumcitrat

Eine Verbindung von Magnesium und Zitronensäure. Neben der Zufuhr von Magnesium in den Körper wird es spezifisch gegen Verstopfungen und zur Beseitigung oder Verhinderung von Nierensteinen angewendet.

Magnesiumorotat

Eine Verbindung von Magnesium und Ortosäure. Neben der Zufuhr von Magnesium zu den Zellen fördert das Magnesiumorotat die Darmtätigkeit und die Darmflora. Des weiteren regeneriert es die Leber- und Herzzellen. Es wird auch als Herzschutzfaktor eingesetzt. Es ist auch sehr effektiv bei Schlafstörungen und kann für die innere Ruhe sorgen.

Magnesiummalat
Eine Verbindung von Magnesium und Apfelsäure. Untersuchungen zeigen, dass es besonders gute Wirkungen gegen Schmerzen entwickelt und die Energiebereitstellung fördert.

Magnesiumglyzinat
Eine Verbindung des Magnesiums mit der Aminosäure Glyzin. Es kann besonders Stress reduzieren und schlaffördernd wirken.

Das Magnesiumglyzinat wirkt positiv auf die Funktionen des Gehirns und die Darmtätigkeit. Es gilt als sanftes, mild wirksames Magnesiumsalz mit hoher Bioverfügbarkeit. Es weist ein geringes Risiko für Durchfall bei hoher Dosierung aus.

27_Was ist Bioverfügbarkeit?

Die Bioverfügbarkeit drückt aus, wie viel Magnesium vom Körper aufgenommen werden kann. Die Bioverwertbarkeit zeigt an, wie das zur Verfügung gestellte Magnesium in den Zellen verwertet wurde.

Lange Jahre wurde behauptet, dass Magnesiumcitrat die beste Bioverfügbarkeit aufweise. Eine Studie [2012] zeigte, dass MgO eine weitaus bessere Bioverfügbarkeit hat als Magnesiumcitrat. Dieses Ergebnis deckt sich mit meinen praktischen Erfahrungen.

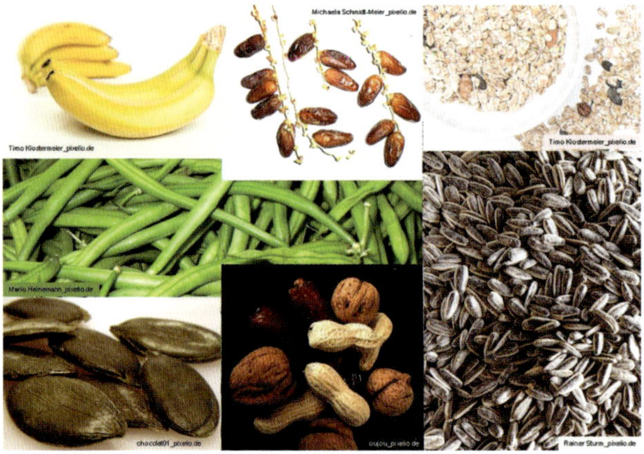

Abbildung 5: Magnesiumreiche Früchte und Nahrungsmittel (Bohnen, Nüsse, Kürbiskerne, Sonnenblumen, Haferflocken, Bananen, Datteln)

28_Was ist Magne B6?

In Russland erfreut sich großer Beliebtheit eine Kombination eines Magnesiumsalzes mit Vitamin B6.

Es ist seit langer Zeit bekannt, dass Vitamin B6 die Verwertung des Magnesiums erhöhen kann. Das zeigt sich bei Magne B6, welches eine Kombination des Magnesiumsalzes Magnesium-Laktat-Dehydrat mit Vitamin B6 darstellt.

Dieses Präparat ist als Tabletten und als Ampullen erhältlich. Das Magne B6 kann an Kinder ab dem 1. Lebensjahr verabreicht werden.

Eine Studie zeigt, dass Magne B6 effektiv bei Aufmerksamkeits-Defizit-Aktivierungs-Syndrom bei Kindern eingesetzt werden kann.

Gleiches geht auch aus einer Studie in Israel hervor, bei der andere Magnesiumsalze angewendet worden sind.

Magnesiumsalze sind daher unbedingt dem Ritalin vorzuziehen!!!

Magnesiumsalze sind Naturmittel. Ritalin ist eine Droge!!!

29_Welche Nahrungsprodukte enthalten Magnesium?

Als magnesiumreiche Nahrungsprodukte werden angeführt: Nüsse, Hirse, Leinsamen, Haferflocken, Vollkornreis, Bananen, Datteln, Kakao (Schokolade), Buchweizen, weiße Bohnen, Sesam, Sonnenblumenkerne, Kürbiskerne, Spirulina.

Heute gewährleisten höchstens Bioprodukte die Charakterisierung „magnesiumreich".

30_Können bestimmte Wirkstoffe die Aufnahme von Magnesium im menschlichen Körper fördern oder hemmen?

Die Förderung der Aufnahme von Magnesium im menschlichen Körper bewirken, aber nur in niedrigen Dosierungen:

- Vitamin D_3
- Vitamin B_1
- Vitamin B_6
- Eine hohe Dosierung von Vitamin D_3 kann die Magnesiumwirkung hemmen.

Die Aufnahme und Verwertung von Magnesium im menschlichen Körper wird von folgendenWirkstoffen gehemmt:

- Calcium
- Alkohol
- Tannin (im schwarzen und grünen Tee)
- Phytinsäure (befindet sich in Samen und Getreiden)
- Oxalsäure (befindet sich in Spinat und Mangold; wird als Lebensmittelzusatzstoff verwendet)
- Benzoesäure (Lebensmittelzusatzstoff)

31_Kann Magnesiummangel mit Labormethoden bestimmt werden?

Es soll vorausgeschickt werden, dass sich Magnesiummangel im Blut (Blutplasma) nur bedingt und zu spät bestimmen lässt. Warum? Die Verarbeitung des Magnesiums findet in den Zellen und Knochen statt. Dort befindet sich das meiste Magnesium. Im Blutplasma soll sich gewöhnlich nur 1 % des gesamten Körpermagnesiums befinden. Wenn zu wenig Magnesium zugeführt wird, z. B. durch die Nahrung, dann aktiviert der Körper die Reserven an Magnesium, die sich vor allem in den Knochen befinden. Erst dann, wenn diese Reserven aufgebraucht sind (meistens besteht dann schon Osteoporose), zeigt sich der Mangel an diesem Element auch im Blutplasma. Das ist zwar ein sicheres Zeichen für Magnesiummangel, aber ein zu spätes!

Als sicheres Zeichen eines Magnesiummangels sind die vorstehend angeführten Symptome zu nennen. (Siehe Frage 17)

Intrazellulär

Als sicherste Laboruntersuchung gilt die interzelluläre Magnesiumbestimmung. Diese erfolgt gewöhnlich mittels rasterelektronenmikroskopischer Röntgenemissions-Spektralanalyse. Das ist ein zwar sehr kompliziertes, aber sicheres Verfahren. Hierzu muss aber Gewebe aus dem Körper entnommen werden. Diese Untersuchungen sind sehr kostenaufwendig.

Die Bestimmung in den Erythrozyten lässt sich nur während der Entwicklung der Erythrozyten im Knochenmark durchführen. Der reife Erythrozyt hat keinen Zellkern. Im Zellkern der reifenden Erythrozyten (rote Blutkörperchen) ist die Magnesiumanreicherung am größten.

Haaranalyse

Die Bestimmung des Magnesiums in den Haaren zeigt den Magnesiumgehalt der letzten

4-6 Wochen und kann für einen chronischen Magnesiummangel aufschlussreich sein.

Von Kisters et al. [2017] wurde die Bestimmung des ionisierten Magnesiums im Blut als eine einfache, sichere und schnelle Methode zur Bestimmung vorgeschlagen

32_Kann man Magnesiummangel selbst feststellen?

Wer ganz sicher gehen möchte, um zu wissen, ob er an Magnesiummangel leidet, kann sich folgende Fragen stellen, die mit „Ja“ beantwortet, einen Magnesiummangel bestätigen:

- Habe ich öfter Wadenkrämpfe? Besonders nachts?
- Habe ich Rückenschmerzen oder Ganzkörperschmerzen, z. B. Fibromyalgie?
- Habe ich Verspannungen der Schulter- und Nackenmuskulatur?
- Habe ich öfter Kopfschmerzen oder Migräne?
- Fühle ich mich oft gestresst und ständig erschöpft?
- Habe ich einen dauerhaft schlechten Schlaf?
- Beobachte ich an mir öfter taube Hände und Füße und Zucken der Augenlider?
- Trinke ich häufiger alkoholische oder Softgetränke (Cola, Limonade, Red Bull usw.)?
- Nehme ich magnesiumfressende Medikamente?
- Leide ich unter Dauerstress?

Auch wenn Diabetes mellitus vorliegt, ist Magnesiummangel zu befürchten.

Schon wenn Sie eine der Fragen mit „Ja“ beantworten, können Sie Magnesiummangel haben!

33_Welche Symptome des Nervensystems können bei Magnesiummangel auftreten?

Prof. Dr. Liebscher, Neurologe, empfiehlt bei folgenden Symptomen (einzeln oder im Rahmen der Multimorbidität) Mangel an Magnesium zu beachten:

- Augenkrankheit
- Ängste
- Atemnot
- Gedächtnis- und Konzentrationsstörungen
- Wortfindungsstörungen, Aufmerksamkeitsdefizit
- Hyperaktivitätssyndrom (ADHS) (Magnesium statt Ritalin)

- Hirndurchblutungsstörungen
- Schlaganfall
- Ohnmacht
- Bewusstlosigkeit
- chronische Erschöpfung
- Kopfschmerzen aller Art, einschließlich Migräne
- Depression
- Fibromyalgie
- Gleichgewichtsstörungen
- Schwindel
- Muskelkrämpfe aller Art
- Parkinsonsymptome
- stressabhängige Erkrankungen (Stress: ein großer Magnesiumfresser)
- Tinnitus
- Hörsturz
- Zittern der Hände
- Übererregbarkeit, Nervosität, Gereiztheit
- Verwirrtheit
- innere Unruhe

34_Ist Magnesiummangel bei Herz-Kreislauf-Beschwerden möglich?

Dr. Mark Sircus, der in den USA langjährige Erfahrungen über Magnesiummangel gesammelt hat, schreibt, wie schon erwähnt, dass aus Studien hervorgeht, dass bei 75 % der Amerikaner ein gefährlicher Magnesiummangel besteht. Er empfiehlt den Kardiologen, statt klassischer Medikamente das Magnesium einzusetzen und verweist auf verschiedene Studien, die in den letzten Jahrzenten zeigten, dass verschiedene Herzkrankheiten mit Magnesiummangel in Verbindung stehen, z. B.

- Herzrhythmusstörungen
- Herzrasen, Vorhofflimmern
- Herzmuskelinfarkt

Mit Magnesiumgaben konnten die von diesen Erkrankungen betroffenen Patienten geheilt werden, indem eine normale Herztätigkeit wiederhergestellt wurde. Die Ursache dafür war, dass das Funktionsgleichgewicht im menschlichen Körper infolge von Mangel außer Kraft gesetzt wurde.

Die Fähigkeit des Magnesiums Koronarspasmen (Herzkranzgefäßkrämpfe) und Herzrhythmusstörungen zu verhindern und den Blutdruck zu senken, kennzeichnet es als natürlichen Kalziumantagonisten, der besser wirkt als das entsprechende chemische Medikament.

Aufgrund vorliegender Forschungsergebnisse ist Magnesium das beste Mittel Herzerkrankungen zu verhindern oder, wenn sie auftreten, zu beseitigen.

Die Krankenkassen könnten viel Geld sparen, wenn die Kardiologen anstatt weniger wirksamer, aber teurer Medikamente Magnesium als Mittel der Wahl an die Patienten verabreichen würden.

In der Zeitschrift „Naturarzt" 5/2017 hat der mir als sehr sachlicher Arzt bekannte Chefredakteur Dr. Rainer Matajka einen Artikel über die Wirkung des Magnesiums mit dem Titel „So bringt uns Magnesium auf Hochtouren" geschrieben und er kommt zu der Auffassung: „Ohne Magnesium läuft nichts".

Es besteht aus meiner Sicht die Notwendigkeit nicht erst zu warten, bis Krankheiten durch Magnesiummangel verursacht sind, sondern es muss aufgrund des Magnesiummangels in der Nahrung und des überall herrschenden Magnesiumfressers Stress, Magnesium täglich zur Erhaltung der Gesundheit zugeführt werden.

Das Herz voller Medikamente macht nicht gesund

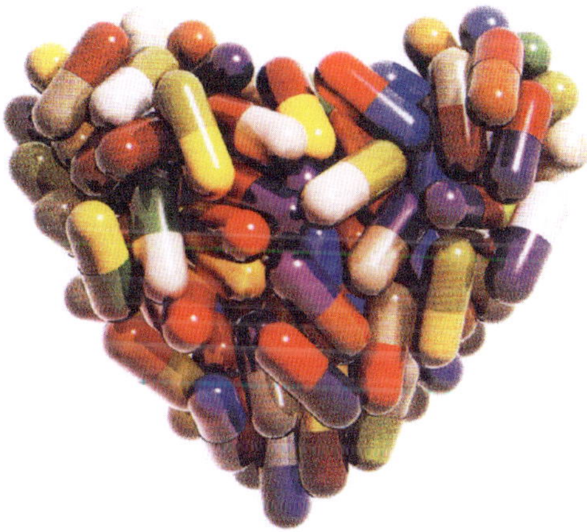

Aber Magnesiumsalze halten das Herz funktionell in Schwung.

35_Wirken bei Kopfschmerzen Magnesiumsalze?

Ja. Besser als jedes Kopfschmerzmittel und ohne unerwünschte Nebenwirkungen.

Folgende Mitteilung im Barmer Magazin für Versicherte 2/2017 gibt in diesem Zusammenhang Anlass zum Aufschrecken und zu Magnesiumsalzen zu greifen:

„Kopfschmerzmittel: Gefahr Pillenfalle! ... Vielfach werden Schmerzmittel in Selbstmedikation eingenommen. Sie wirken zwar kurzfristig gegen die Beschwerden, bekämpfen aber nicht deren Ursachen. Zu häufiger Schmerzmittelgebrauch hat fatale Nebenwirkungen - nämlich Kopfschmerzen! Der Teufelskreis aus Kopfschmerzen und Medikamenteneinnahme führt letztlich in eine Pillenfalle und dazu, dass die Schmerzen chronisch werden. Bereits bei Kindern und Jugendlichen ist der Tablettenkonsum als bedenklich einzustufen. 40 Prozent von ihnen, im Alter zwischen neun und 19, nehmen gegen Kopfschmerzen Medikamente ein: ein Viertel der Altersgruppe einmal pro Woche, vier Prozent sogar täglich."

Studien zeigen, dass besonders 15- bis 19-Jährige an erheblichem Magnesiummangel leiden, woraus sich die Kopfschmerzen bei jungen Menschen erklären lassen. Daher ist es besser Kindern und Jugendlichen Magnesium anzubieten, um sie vor der „Kopfschmerzpillenfalle" zu schützen.

36_Diabetes mellitus soll eine Magnesiummangelerkrankung sein?

Dafür gibt es zahlreiche Forschungsergebnisse. Als Beispiel soll die Stimulierung der Insulinaktivität und die Senkung des Fettspiegels im Blut angeführt werden. Alternativärzten ist bekannt, dass Magnesiummangel bei der Entstehung des Diabetes mellitus (Zuckerkrankheit) eine Rolle spielen kann. Magnesium wird benötigt, um in der Bauchspeicheldrüse (in den Insulinzellen) Insulin zu bilden, womit der Blutzucker reguliert und somit die Versorgung der Zellen mit der genügenden Menge von Glukose (Traubenzucker) erfolgen kann. Magnesium wirkt aber auch regulierend in verschiedenen Stoffwechselprozessen, z. B. in denen des Blutzuckers, der Blutfette, der Leberfunktionen und der Proteinspeicherung (Eiweißstoffwechsel) sowie im Hormonsystem, z. B. beeinflusst Magnesium das Wachstumshormon und die Sexualhormone Östrogen, Progesteron und Testosteron positiv. Magnesium spielt auch eine wichtige Rolle im gesamten Mineralstoffwechsel.

Bei Kopfschmerz: Vorsicht! Pillenfalle!

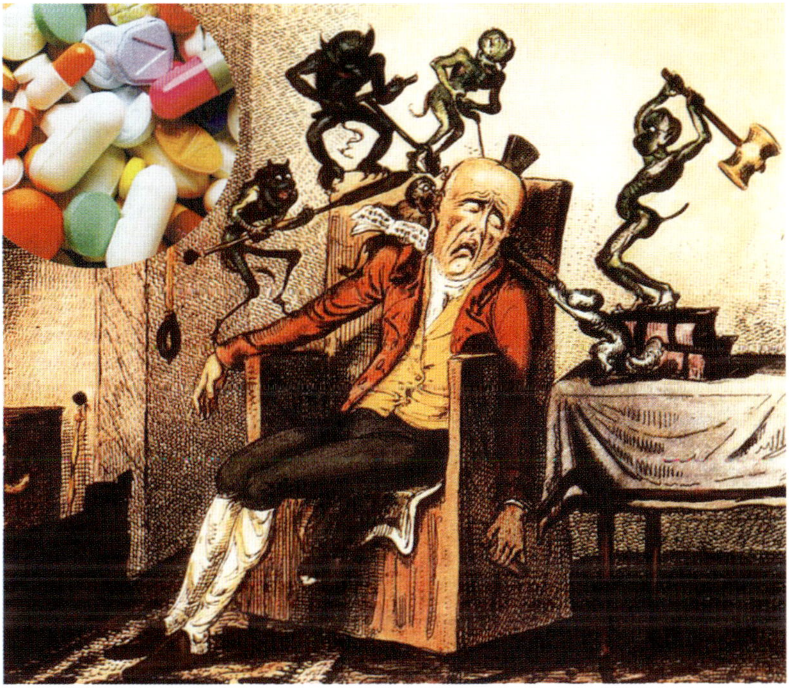

Abbildung 6: So schlägt die Pillenfalle zu [Quelle: George Cruikshank, 1792-1878]

Mit Magnesiumsalzen ersparen Sie sich diese Qualen

MgO $MgCO_3$ $MgCl_2$

$MgSO_4$ Magne B6

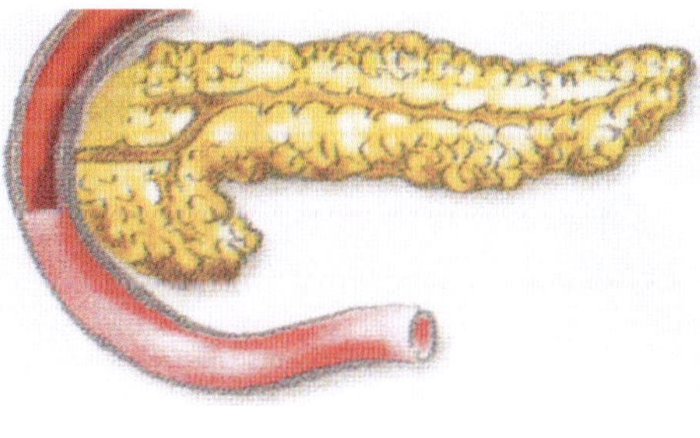

Abbildung 7: Die Bauchspeicheldrüse, die ihre Säfte in den Zwölffingerdarm abgibt, kann nur dann ihre Funktion im Zuckerstoffwechsel voll ausüben, wenn ausreichend Magnesium vorhanden ist. Mangel an Magnesium kann bei Entstehung des Diabetes mellitus (Zuckerkrankheit) eine bedeutende Rolle spielen

37_Kann Magnesiummangel tödlich sein?

Paul Mason hat auf seiner Webseite mgwate.com eine Analyse mit dem Titel „Berechnungen der in den USA durch Magnesiummangel verursachten Todesfälle, extrapoliert aus internationalen Daten“ veröffentlicht, die er wie folgt zusammenfasst: „Magnesiummangel scheint im Zeitraum von 1940 bis 1994 in Amerika 8 Millionen plötzliche Herztode verursacht zu haben. Das geht aus Volkszählungsdaten und Erhebungen zu vergleichbaren, durch Magnesiummangel verursachten Todesfällen hervor, die in Kanada, Großbritannien, Finnland und Indien durchgeführt wurden. Dieses weltweite Muster an Todesfällen durch Magnesiummangel ist wichtig, weil dadurch künftige Forschungsschwerpunkte und Ernährungsstandards festgelegt werden können. Die unnützen Kosten, die der amerikanischen Wirtschaft durch Magnesiummangel entstehen, übersteigen 86 Milliarden US-Dollar pro Jahr.“

Wenn die Medizin die Bedeutung des Magnesiums für den menschlichen Körper nicht ignorieren oder unterschätzen würde, wären weniger Herztode zu beklagen und viel Geld könnte eingespart werden, besonders Ausgaben für Medikamente.

38_Welche Beziehungen haben Magnesium und Kalzium bei ihrer Wirkung im menschlichen Körper?

In der biochemischen Regulation sind Magnesium und Kalzium Antagonisten (Gegenspieler). Dabei kann das Magnesium als Freund, das Kalzium als Feind unseres Körpers betrachtet werden. Um Enzymaktivitäten voll zu entfalten, muss 10.000 (zehntausend) Mal mehr Magnesium in der Zelle sein als Kalzium.

Schon ein geringer Anstieg des Kalziums gegenüber dem Magnesium kann die Funktionen der Zelle negativ beeinflussen.

Da Magnesium wichtig ist für Zellwachstum, Zellteilung und für den Stoffwechsel der Zelle, kann ein Kalziumüberschuss bereits diese Funktionen erheblich einschränken.

Dr. Carolyn Dean, Naturmedizinerin und seit 1979 intensiv mit der Magnesiumforschung beschäftigt, empfiehlt in ihrem Buch „Magnesium - Das Wundermineral als Schlüssel für ihre Gesundheit“ folgendes Experiment:

„Zerstoßen Sie zunächst eine Kalziumtablette und schauen Sie, wie viel sich davon in 30 ml Wasser auflöst. Danach zerkleinern Sie eine Magnesiumtablette und rühren auch diese langsam in das Wasser mit dem Kalzium ein. Wenn Sie das Magnesium dazugeben, löst sich das übrige Kalzium auf - es wird wasserlöslicher. Dasselbe geschieht in Ihrem Blut, im Herzen, im Gehirn, in den Nieren und allen anderen Geweben im Körper. Ist nicht genügend Magnesium vorhanden, um das Kalzium in Lösung zu halten, kann das zu Muskelkrämpfen, Fibromyalgie, verhärteten Arterien, Zahnlöchern und Kalziumablagerungen (auch in den Brüsten) führen. Ein ähnliches Szenario spielt sich in den Nieren und in der Blase ab. Befindet sich in den Nieren zu viel Kalzium und nicht genügend Magnesium, um es zu lösen, können sich Nierensteine entwickeln."

In diesem Buch führt sie auch vier Studien von Dr. Mark Rolland an, der Belege dafür liefert, dass Kalziumüberschuss das Herzerkrankungsrisiko von Frauen erhöhen kann. Aber auch das für Knochenbrüche an den unteren Extremitäten, besonders bei Frauen im Seniorenalter.

Sie zitiert Dr. Roland, der fordert: „Doch aufgrund des unvorteilhaften Risiko-Nutzen-Verhältnisses sollte die gängige Praxis aufgegeben werden, Kalziumergänzungen zur Vorbeugung gegen Frakturen zu verordnen."

39_Warum kein Kalzium bei Osteoporose?

Es ist ein Irrtum, Osteoporose mit Zufuhr von Kalzium zu behandeln. Zahlreiche Studien zeigen, dass kalziumreiche Nahrung oder Kalziumpräparate keine Verhinderung oder Heilung der Osteoporose bewirken. Studien zeigen, dass Kalzium zu seiner Verwertung im Körper immer Siliziumdioxid oder Magnesium benötigt. Wie der französische Arzt und Wissenschaftler Corentin Louis Kervran in vielen Studien gezeigt hat, können Siliziumdioxid und Magnesium sogar Kalzium, wenn es gebraucht wird, im menschlichen Körper bilden. Dagegen kann übermäßige Zufuhr von Kalzium durch Ernährung und durch Verordnung oder Selbstmedikation von Kalziumpräparaten durch Überschuss zum Magnesiummangel führen und die Osteoporose verursachen oder verschlimmern.

Kalziumzufuhr im Übermaß führt zu vermehrter Ausscheidung von Magnesium. Kalzium kann beim Knochenaufbau nur bei ausreichend vorhandenem Magnesium Verwendung finden.

Bei Osteoporose muss ausreichend Magnesium oder Siliziumdioxid appliziert werden, aber kein Kalzium. Kalziumzufuhr bei Osteoporose ist ein Irrtum der Medizin.

Auch Dr. Carolyn Dean bringt Beweise dafür, dass Kalziumüberschuss zur Osteoporose führt und auch das Heilen von Knochenfrakturen (Brüchen) hemmt. Der Mensch braucht keine Zufuhr von Kalzium, dafür umso mehr Magnesium und, das sei hier auch erwähnt, er braucht auch Siliziumdioxid.

40_Kann es bei Magnesiummangel zur Kalziumvergiftung kommen?

Magnesiumsalze und Siliziumdioxid werden aufgrund von Forschungsergebnissen als Kalziumschlepper bezeichnet. Das bedeutet, ohne Magnesiumsalze und ohne Siliziumdioxid hat das Kalzium keine funktionelle Wirkung im menschlichen Körper. Aber ohne diese beiden verursacht das Kalzium eigensinnig Störungen im menschlichen Körper.

Eine gesunde Zelle ist dadurch gekennzeichnet, dass sie eine hohe Konzentration an Magnesium und eine niedrige Konzentration an Kalzium ausweist. Ist es umgekehrt, eine hohe Konzentration von Kalzium und niedrige Konzentration von Magnesium, wird der gesamte Energiestoffwechsel gestört. Das führt auf Dauer zur Entstehung von Krankheiten. Magnesiumdominanz verhindert die Verkalkung der Blutgefäße (Arteriosklerose) und anderer Organe und damit den beschleunigten Alterungsprozess.

Fazit: Wenig Zufuhr von Kalzium, viel Zufuhr von Magnesium.

Folgende Tabelle von Carolyn Dean zeigt für einige Produkte das Verhältnis von Kalzium zu Magnesium. Das Meerwasser zeigt die wahre Natur.

Meerwasser	1:3
Kürbis	1:1
Milch	7:1
Joghurt	11:1
mit Kalzium angereicherter Orangensaft	27:1
Antazida (kalziumhaltige)	100:1

Tabelle 2: Verhältnis von Kalzium zu Magnesium (nach Dean 2016)

41_Wo befindet sich das Magnesium im menschlichen Körper?

Als Ionen Mg^{++} befinden sich 99 % in der Flüssigkeit der Zellen und 1 % in der Flüssigkeit der extrazellulären Matrix. Der Magnesiumhauptspeicher befindet sich im Skelett. Wenn Magnesiummangel besteht, wird dieser Speicher zuerst angezapft. Daher die große Gefahr der Entstehung einer Osteoporose bei Magnesiummangel.

1,95-2,68 mg Magnesium befinden sich in einem Deziliter Blut des erwachsenen gesunden Menschen. Die Blutzellen enthalten 3x so viel Magnesium wie das Blutplasma (Flüssigkeit). Im Blut ist der Gehalt an Magnesium sehr konstant.

In der Flüssigkeit der Gehirnhohlräume und des Rückenmarks ist doppelt so viel Magnesium enthalten wie im Blut. In der Flüssigkeit der Nervenzellen ist der Gehalt an Magnesium-Ionen das Zehnfache von dem der Blutzellen.

42_Wie wird Magnesium aus dem menschlichen Körper ausgeschieden?

Die Regulation des Magnesiums im menschlichen Körper ist so eingestellt, dass dringend gebrauchtes Magnesium im Speichel und in den Verdauungssäften für die weitere Verwendung wieder aufbereitet wird. Die Nieren halten dazu das Magnesium zurück.

Dennoch wird im Laufe des Tages eine Menge von 70-125 mg mit dem Harn ausgeschieden. Besonders bei Stress und Alkoholkonsum. Weiterhin werden im Stuhl täglich 25-80 mg Magnesium ausgeschieden. Magnesium in größeren Mengen kann beim Schwitzen ausgeschieden werden. Menschen, die belastenden Sport oder Schwerarbeit ausüben, müssen immer Magnesiumsalz in großen Mengen zuführen.

Wenn Sie einmal prüfen möchten, wie viel Mineralien zum Beispiel bei einem Langstreckenlauf oder einem Fußballspiel verloren gegangen sind, dann verwenden Sie ein schwarzes T-Shirt und lassen es ungewaschen trocknen. Die weißen Ränder sind getrocknete Mineralien, darunter auch Magnesium.

43_Warum haben heute viele Menschen Magnesiummangel?

Nachfolgend sollen einige Ursachen als Beispiele angeführt werden:

1. Die industrielle Landwirtschaft treibt Raubbau mit dem Boden. Die Mineralien sind ausgelaugt worden. Die Produkte weisen Magnesiumarmut auf.
2. Der Kunstdünger, bestehend aus Nitraten, Phosphaten und Kalisalzen, sorgt für optisch üppige Ernten, aber für Produkte mit wenigen Mineralien.
3. Magnesiummangel durch die Lebensmittelindustrie. Durch Bearbeitung der Produkte wird Magnesium verringert. Viele Produkte, die sehr beliebt sind, wie Kuchen, Pudding, Süßigkeiten, Fertigsuppen usw. enthalten wenig Magnesium.

4. Magnesiumverluste durch Braten, Grillen und Kochen. Magnesiumverlust von Produkten, die gekocht werden, kann bis zu 40 % des im Produkt enthaltenen Magnesiums betragen.
5. Magnesiummangel durch Medikamente (siehe Frage 20)
6. Magnesiummangel durch Softdrinks und Alkohol

44_Kann Magnesium bei Asthma helfen?

Dass Magnesiummangel Atemstörungen hervorrufen kann, ist seit Jahrzehnten bekannt. Mitte des vergangenen Jahrhunderts wurde die „Atemneurose" diagnostiziert. Das waren Atemstörungen verschiedener Art ohne organischen Befund. Prof. Dr. Roland Fehlinger fand bei Untersuchungen, dass die „Atemneurose" nichts anderes als Magnesiummangel war. Wenn Magnesium appliziert wurde, verschwanden die Atembeschwerden.

Die Atmung wird ja als Brücke zwischen Psyche und Körper bezeichnet. Die sogenannte „Atemneurose" ging immer mit Angststörungen einher. Bei Atembeschwerden, z. B. auch bei Asthma, ist an Magnesiummangel zu denken.

Untersuchungen zeigen heute,

- dass bei Patienten mit Asthma und anderen Atembeschwerden stets auch Magnesiummangel besteht,
- dass zahlreiche Medikamente, die bei Asthma verordnet werden, den Magnesiummangel verstärken,
- dass nach längerer Einnahme von Magnesiumsalzen die Asthmasymptome gelindert oder vermindert werden können.

45_Kann Magnesium bei Fibromyalgie helfen?

Fibromyalgie ist durch generalisierte Schmerzen und starke Verspannungen an mindestens drei Körperregionen erkennbar.

Dazu kommen gewöhnlich allgemeine Erschöpfung, dauernde Kopfschmerzen, Schlafstörungen, Gelenkschwellungen, Taubheitsgefühle und Kribbeln an Händen und Beinen. Wetterfühligkeit verstärkt die Symptome. Es ist mit größtmöglicher Wahrscheinlichkeit anzunehmen, dass hinter dieser Symptomatik Magnesiummangel steckt.

Empfohlen wird gewöhnlich sowohl Einnahme von Magnesiumsalztabletten, z. B. Magnesiumorotat, und gleichzeitig Besprühen der Haut größerer Körperflächen mit Magnesiumchloridöl oder kolloidalem Magnesiumchlorid.

46_Wie kann Magnesiumsalz bei Stress und Schlafstörungen helfen?

Stress gilt als einer der größten Magnesiumfresser, weil die Stresshormone Adrenalin und Cortison trief in die molekularbiologischen und zellulären Stoffwechselprozesse eingreifen und beträchtliche Regulationsstörungen auslösen.

Wiederholte Befragungen bestätigen, dass sich über 60 % der Deutschen dauerhaft gestresst fühlen. Die Stressoren, die den Dauerstress auslösen, sind z. B. Überforderungen am Arbeitsplatz, in der Schule, im Studium und in der Familie, Dauerhandynutzung durch Funkwellen und Handysucht, Mobbing per Internet, Mangel an Anerkennung, Sorgen, Not, Ungewissheit der Zukunft, ständige Erreichbarkeit, Zieldruck, Streit, Ärger, übertriebene Lebensansprüche, Informationsüberflutung, Hektik, Ungerechtigkeit, zwischenmenschliche Konflikte, Existenzangst und negative Medieninformationen.

Die Folge von Dauerstress sind Schlafstörungen (nicht erholsamer Schlaf), die wiederum stressend wirken und schließlich folgt das Burnout-Syndrom.

Da Magnesiumsalze seit Urzeiten als „die Salze der inneren Ruhe" bezeichnet werden, ist einem gestressten Menschen, ob Kind, Jugendlicher, Erwachsener oder Mensch im Seniorenalter die tägliche Einnahme eines Magnesiumsalzes und gleichzeitig auch die Anwendung von Magnesiumchloridöl oder kolloidalem Magnesiumchlorid durch Besprühen der Haut zu empfehlen.

In den 80er Jahren des vergangenen Jahrhunderts habe ich an der Berliner Charité das Schlaflabor gegründet. Da ich den Patienten keine suchterzeugenden Schlafmittel verabreichen wollte, gab ich hohe Dosen von Magnesiumsalzen (Magnesiumorotat und Magnesiumoxid). Bald fanden die Patienten damit zur inneren Ruhe und zum erholsamen Schlaf.

47_Welche Bedeutung hat Magnesium beim Sport?

Magnesium hat für die sportliche Leistung sehr große Bedeutung wegen seiner optimalen Verwertung zu Energie.

Magnesiummangel kann schnell eine Leistungsverminderung und Muskelkrämpfe herbeiführen. Sportlern wird daher empfohlen, immer eine hochdosierte Dauereinnahme von Magnesium zu gewährleisten. Über 1.000 mg/Tag mindestens. Dies kann peroral, also mit Tabletten, aber auch transdermal (durch Besprühen der Haut mit Magnesiumchlorid) erfolgen. Aber auch weitere Mineralien sollten zugeführt werden, vor allem auch Siliziumdioxid und Silikate, z. B. Naturzeolith und Montmorillonit.

Nach dem Sport kann ein Entmüdungsbad mit 2 kg Magnesiumchloridflakes auf 50 l Wasser die Kräfte und Energie wieder zuführen.

48_Können Magnesiumsalze bei Verletzungsschmerzen helfen?

Verletzungen der Muskeln, Sehnen und Faszien treten gewöhnlich bei Muskelverspannungen oder Muskelverkrampfungen auf. Deshalb sollten sich Leistungssportler, z. B. Fußballer, vor dem Start gut mit Magnesiumchloridöl besprühen. Damit kann die Verletzungsgefahr erheblich eingeschränkt werden.

Bei Verletzungsschmerzen kann das großflächige Besprühen mit Magnesiumchloridöl oder kolloidalem Magnesium hilfreich sein. Da infolge der schnellen Aufnahme des Magnesiumchlorids schnell Muskelentspannung erfolgt, lassen auch schnell die Schmerzen nach.

49_Ist Magnesiumeinnahme bei Sportlern, wenn es leistungsfördernd wirkt, Doping?

Nein! Weil Magnesiumsalze eingenommen und Magnesiumchlorid transdermal (auf die Haut) appliziert den Elektrolythaushalt normal halten, Muskelverspannungen verhindern und somit die Verletzungsgefahr deutlich verringern können, kann nicht von Doping die Rede sein, sondern nur vom Schutz der Gesundheit der Sportler.

50_Wann können Muskelkrämpfe, die auf Magnesiummangel zurückgehen, auftreten?

Muskelkrämpfe zeigen sich infolge von Magnesiummangel bei

- Alkoholkonsum
- Rauchen
- mangelnder Flüssigkeitszufuhr
- Durchfällen
- Bewegungsmangel
- Diabetes mellitus
- Durchblutungsstörungen der Beine
- Langzeitapplikation bestimmter Medikamente
- Mangel an Mineralien

- Überforderung bei der Arbeit und beim Sport
- in der Schwangerschaft und Stillzeit
- bei Übermüdung

51_Sollen auch Bewegungsfaule Magnesium einnehmen?

Ja, auf jeden Fall, weil dauerndes Sitzen die Körpermuskulatur verkrampft und zu Lymphstauungen ganzkörperlich führt. Besser ist aber, sich zu bewegen und dabei ausreichend Magnesium zuzuführen.

Durch tägliche mäßige Bewegung wird die Versorgung der Zellen mit Magnesium sogar optimiert.

52_Welche Dosierungen sind zur Einnahme von Magnesium als Tabletten, Pulver oder Kapseln angeraten?

Es werden in den Apotheken zahlreiche Magnesiumpräparate angeboten, die peroral, also durch den Mund, eingenommen werden (z. B. Magnesiumoxid, Magnesiumzitrat, Magnesiumorotat, Magnesiumcarbonat, Magnesiumglyzinat). Da Magnesium individuell im Körper verarbeitet wird und bei Darmbeschwerden vollständig oder teilweise ausgeschieden wird, ist die Dosierung von Magnesiumsalzen bei der Einnahme über das Verdauungssystem ein ungelöstes Problem. Es werden zwischen 300 und 1.500 mg/Tag angegeben.

In den USA werden 1.200 mg/Tag zusätzlich zu dem mit der Nahrung Aufgenommenem empfohlen. In Großbritannien 700 mg/Tag. Die WHO (Weltgesundheitsorganisation) gibt 400-500 mg/Tag an.

Erfahrene Ärzte mit der oralen (durch den Mund eingenommen) Applikation von Magnesiumsalzen empfehlen eine Dosis so hoch wie möglich. Kriterium für eine zu hohe Dosierung ist das Auftreten von Durchfall. Wenn dieser auftritt, mit der Dosis heruntergehen. Ich habe das auch immer früher so empfohlen und dabei keine Komplikationen erlebt.

Offizielle Vorschläge:

- RDA (Recommended Dietary Allowances): 300-400 mg/Tag
- Deutsche Gesellschaft für Ernährung (DGE): 300-400 mg/Tag
- Magnesiumforschung und -praxis:
  - Erwachsene: 7-10 mg/kg Körpergewicht (für 70 kg Körpergewicht – 700 mg/Tag)
  - Schwangere und Stillende: 15 mg/kg Körpergewicht (für 60 kg Körpergewicht 900 mg/Tag)

- Bei geistigen und körperlichen Anforderungen (durchschnittliche Lebensweise des heutigen Erwachsenen) 700-800 mg/Tag
- Jugendliche von 15-19 Jahren und Menschen im Seniorenalter benötigen ebenfalls 700-800 mg/Tag

Risikopersonen

- Sportler: 700-1.200 mg/Tag (wegen hohem Schweißverlust, der mit Mg^{++}-Verlust einhergeht)
- Raucher 700-1.200 mg/Tag
- regelmäßiger Alkoholgenuss 700-1.200 mg/Tag
- ältere Menschen 700-1.200 mg/Tag

Das sind Orientierungsdosen. Eigentlich sollte jeder Mensch aufgrund seiner Beschwerden und anderer Bedingungen seine individuelle Dosis suchen. Die kann z. B. bedingt durch den Lebensstil von Tag zu Tag schwanken.

53_Was muss bei der Suche nach der richtigen Dosis bei der täglichen Einnahme von Magnesiumsalzen berücksichtigt werden?

Wie vorstehend gezeigt, ist Magnesiummangel ein Risikofaktor stärksten Ausmaßes für die Multimorbidität, aber auch für Leistungsschwächen, Erschöpfung, degenerative Hirnerkrankungen (Depression, Demenz). Da Magnesiumsalze keine schädlichen Wirkungen haben, sollte die Dosis lieber etwas höher als zu niedrig gewählt werden.

Was ist alles zu berücksichtigen?

- Alkoholkonsum
- Erkrankungen aller Art
- Geschlecht und Lebensalter
- Medikamentengebrauch
- Rauchen
- Schwangerschaft und Stillzeit
- Stress
- Sport
- Magen-Darm-Erkrankungen
- Bluthochdruck und Herzkrankheiten
- Diabetes mellitus (Zuckerkrankheit)
- Metabolisches Syndrom
- Migräne
- Muskelkrämpfe (z. B. an Waden, Zehen)
- Abmagerungsdiäten und Untergewicht

In diesen Fällen sind höhere Dosen anzuraten und möglich. Perorale Einnahme und Besprühen der Haut mit flüssigem Magnesiumchlorid gemeinsam anwenden.

Bei Erkrankten sind auch höhere Dosen angezeigt. Bei ihnen kann die Linderung oder Beseitigung der Beschwerden als Kriterium gelten, z. B. wenn die chronischen Schmerzen nachlassen, wenn der Blutdruck oder Blutzucker ständig normale Werte zeigt usw.

Im Körper nicht benötigtes Magnesiumsalz wird über die Nieren ausgeschieden.

Bei Funktionsstörungen oder bei Erkrankungen des Verdauungssystems können nicht alle dieser Magnesiumsalze gleichermaßen wirken oder auch wieder ausgeschieden werden. In manchen Fällen muss dann die Dosis erhöht werden.

Magnesiummangel ist auf jeden Fall auszugleichen, am besten durch Dauereinnahme. Es ist auch zu empfehlen, dass bevor Medikamente eingenommen werden, Magnesium verabreicht wird und nur dann, wenn die Effekte ausbleiben, sollte zu Medikamenten gegriffen werden.

Magnesiumsalze sind nicht schädlich und haben keine schädigenden, unerwünschten Nebenwirkungen. Bei sehr hoher Dosierung kann Durchfall auftreten. Weicher Stuhl und Durchfall sind Kriterien für hohe Magnesiumsalzdosierungen.

Das Risiko für die Gesundheit bei Magnesiummangel ist um das Mehrtausendfache höher als bei einer hohen Dosierung. Dennoch ist einiges zu beachten.

54_Was ist bei Magnesiumsalzeinnahme zu beachten?

In den Empfehlungen der Expertenkommission der Gesellschaft für Magnesiumforschen [1985] werden heute noch aktuelle Angaben angeführt.

Interaktionen

Unerwünschte Wechselwirkungen mit anderen Medikamenten treten nicht auf. Vor einer zeitlich synchronen Gabe von Magnesium mit Tetrazyklinen wird abgeraten. Hier empfiehlt sich, ähnlich wie bei der Fe-Substitution, eine zeitlich um 3-4 Stunden versetzte Applikation, da sonst die Resorption des Antibiotikums reduziert werden kann. Bei gleichzeitiger Gabe von Magnesium und Cholecalciferolen muss der Serum-Kalziumspiegel engmaschig überwacht werden, um hyperkalzämische Krisen zu vermeiden. Bei Urämikern kann durch Thiaziddiuretika ein Anstieg des Serum-Magnesiumspiegels erfolgen.

Kontraindikationen

Orale Applikation (Tabletteneinnahme)

- eingeschränkte Nierenfunktion (partielle Kontraindikation)
- Niereninsuffizienz

Nebenwirkungen

Orale Applikation:

Durchfallneigung bei individuell sehr unterschiedlichen Tagesdosen zwischen 16 und 40 mmol/Tag (400 und 1.000 mg), in seltenen Einzelfällen auch schon bei niedriger Dosierung. Sie ist unbedenklich und erfordert Dosisreduzierung.

55_Warum wird bei Magnesiumzufuhr mit der Dosierung so großzügig umgegangen, während bei Medikamenten mit strenger Genauigkeit auf die Dosierung geachtet wird?

Magnesium und andere Mineralien sind keine Medikamente, sondern lebensnotwendige Nahrungsmittel. Medikamente sind dagegen für den menschlichen Körper Fremdstoffe und sollen bestimmte Funktionen korrigieren. Medikamente haben immer Nebenwirkungen. Mineralien fehlen aber dem menschlichen Körper infolge des Lebensstils, der verschmutzten Umwelt und der Tricks der Lebensmittelindustrie. Diese Mineralien benötigt der Mensch als natürliche Ernährungsmittel.

Da Magnesium als Mineral ein Lebensmittel ist und keine Nebenwirkungen hat und auch keine Dosisbegrenzung, ist die Dosierung dem individuellen Zustandsbedarf anzupassen und nicht einer Dosierungsvorschrift zu folgen. Wenn es dem Körper zu viel an Magnesium ist, scheidet er dieses wieder aus. Das ist bei vielen Mineralien so der Fall.

56_Was heißt transdermale Applikation und was ist Magnesiumchlorid?

Eine neue Applikationsform und ein neues gut wirksames Magnesiumsalz: Das Magnesiumchlorid

Magnesiumchlorid ist ein natürliches Magnesiumsalz. Magnesiumchlorid entstammt dem Zechsteinmeer. Magnesiumchlorid kommt in 1.600-2.000 m Tiefe als natürliche Quelle und in reiner Form aus dem ehemaligen Zechsteinmeer vor.

Das Zechsteinmeer, das vor 250 Millionen Jahren ausgetrocknet ist, erstreckte sich von Nordengland über Deutschland bis nach Russland. Während der Austrocknung haben sich die verschiedenen Mineralien in Schichten abgelagert.

Wir kennen in Deutschland die Kalibergwerke, die Kalisalze des Zechsteinmeers aufweisen, aber kaum Magnesiumchlorid enthalten.

Die größten Magnesiumchloridablagerungen befinden sich in den Niederlanden. Dort kommt das reine 100%ige Magnesiumchlorid vor. Das Magnesiumchlorid wird als Salz (Flocken, Flakes), vor allem aber als sogenanntes Magnesiumchloridöl gewonnen. Eine 1982 entwickelte Technologie pumpt Wasser (70 °C) in die Magnesiumchloridschicht, welche sich auflöst und als 31%ige Lösung gebrauchsfertig gefördert, in Sprayflaschen gefüllt und in Apotheken und Reformhäusern angeboten wird. Es ist als Magnesiumchloridöl zertifiziert. Real ist es aber kein Öl, sondern ein Sol. Wenn man diese Magnesiumchloridlösung zwischen die Finger nimmt, fühlt es sich wie Öl an, ebenso wenn man es auf die Haut bringt.

Es soll noch erwähnt werden, dass Magnesiumchlorid auch im Toten-Meer-Salz enthalten ist. Gegenüber dem Zechsteiner 100%igen Magnesiumchloridsalz enthält das Tote-Meer-Salz nur 59% reines Magnesiumchlorid.

Das seit 1982 erhältliche Magnesiumchloridöl hat innerhalb von 10 Jahren bei breiten Kreisen der Bevölkerung in den Industriestaaten große Beliebtheit erlangt.

Transdermal heißt „durch die Haut". Durch Besprühen der Haut dringt das flüssige Magnesiumchlorid in die Haut ein und wirkt dort im flüssigen Bindegewebe. Dieses flüssige Bindegewebe wird als Grundsubstanz der extrazellulären Matrix bezeichnet. Es ist das größte Funktionsorgan des Menschen.

Warum? Wenn es auf die Haut des Körpers aufgetragen wird, gelangt es sehr schnell unter Umgehung des Verdauungskanals in das flüssige Bindegewebe (extrazelluläre Matrix) und von da unmittelbar in die Zellen. Da sich das flüssige Bindegewebe durch den ganzen Körper (ubiquität = überall) zieht, kann es nicht nur auf der applizierten Stelle wirken, sondern wird schnell im ganzen Körper verteilt.

Wer gut schlafen möchte, sollte sich etwa eine Stunde vor dem Schlafengehen zusätzlich mit 25 Pumpstößen besprühen.

57_Können bei der transdermalen Applikation von Magnesiumchlorid unerwünschte Nebenwirkungen

auftreten?

Grundsätzlich keine wie bei oraler Applikation (Tablette, Pulver). Selbst Durchfallnebenwirkungen treten nicht auf.

Hautempfindliche Personen können aber Probleme bekommen: Jucken, Rötungen oder sogar Läsionen der Haut. Das Zechsteiner Magnesiumchloridöl hat eine Konzentration von 31 %. Wenn Hautprobleme auftreten, sollte das Magnesiumchloridöl mit destilliertem Wasser verdünnt werden, z. B. auf 15 %. Dann sind etwas mehr Sprühstöße notwendig, um die Dosierung zu erreichen. Oder man besprüht sich mehrmals am Tag.

58_Gibt es auch kolloidales Magnesiumchlorid?

Ja, das gibt es. Die Herstellung erfolgt in der Weise, dass 300 g Zechsteiner Magnesiumchloridkristalle und 1.500 ml tridestilliertes Wasser, 4-fach kolloidiert, zusammen zu einem flüssigen Kolloid hergestellt werden.

Als Ergebnis dieses Herstellungsprozesses entsteht eine 33%ige kolloidale Magnesiumchlorid-Flüssigkeit, die in Sprühflaschen gefüllt wird. Diese wird als ultrakolloidales Magnesiumchlorid bezeichnet.

Orientierende Untersuchungen ergaben, dass es bei hautgesunden Menschen mit unterschiedlichen Hautfarben (Deutsche, Türken, Inder) keine Hautunverträglichkeiten aufweist, aber in dieser Konzentration den gleichen Effekt ausweist wie das 31%ige Zechsteiner Magnesiumchloridöl.

Kolloidales Magnesiumchlorid hat den Vorteil, dass es den kolloidalen Eigenschaften der Körperflüssigkeiten entspricht und somit sofort von der Haut über das flüssige Unterhautbindegewebe in die Körperfunktionen integriert wird. Blut, Schweiß, Tränen, Lymphe, Verdauungssäfte, Schleim, Urin, alle diese Flüssigkeiten sind kolloidaler Natur. Wie überhaupt die gesamte Natur kolloidal alle Lebensprozesse gewährleistet. Dem ultrakolloidalen Magnesiumchlorid ist daher eine hervorragende Bioverfügbarkeit und Bioverwertbarkeit eigen.

59_Wie werden Magnesiumchloridöl und ultrakolloidales Magnesiumchlorid angewendet?

Ganz einfach. Die Flüssigkeiten werden in Sprühflaschen zur Verfügung gestellt. Gewöhnlich enthält ein Sprühstoß zirka 0,2 ml Flüssigkeit. Durch Drücken der Pumpe sprüht die Flüssigkeit dann gut verteilt heraus. Wenn man die Flasche etwa 25 cm von der Körperstelle entfernt hält, ergibt dies eine gute Verteilung. Die Besprühung kann lokal, z. B. an schmerzhaften Stellen, oder halbkörperlich, z. B. Extremitäten (Arme und Beine) oder Rücken und Brust erfolgen.

60_Gibt es besondere Hinweise, die bei transdermaler Applikation des Magnesiumchlorids zu beachten sind?

- Nicht auf offene Wunden, erkrankte Hautstellen und Verletzungen geben
- Nicht als Aftershave verwenden
- Augen beim Besprühen schützen
- Vorsicht beim Besprühen des Gesichts. Mund und Augen geschlossen halten bzw. abdecken
- Wenn Haut vorher mit Creme, Salben, Lotionen usw. behandelt wurden vor dem Besprühen mit Magnesiumchlorid gründlich reinigen
- Warmes Duschen und anschließendes Frottieren fördert die Aufnahme seitens der Haut
- Nicht angewendet werden soll das Magnesiumchlorid bei Störung der Nierenfunktion und bei Störung der Reizleitung des Herzens
- Die Flasche bitte vor Kinderzugriff schützen

61_Wie gelangt das Magnesiumchlorid über die Haut zu den Zellen?

Wir wissen, dass Schweiß, der durch die Haut vom Gewebe nach außen kommt, salzig schmeckt. Untersuchungen des Schweißes zeigten, dass Schweiß häufig viel Magnesiumsalze, aber auch Kalium-, Natrium-, Kalzium- und andere Salze enthält.

Wenn Magnesium von innen nach außen durch die Haut gelangt, muss logischerweise auch der umgekehrte Weg möglich sein.

Diese Möglichkeit wird auch durch die Arzneimittelproduzenten genutzt, die transdermale Applikationssysteme in Form von Pflastern entwickelt haben und so langsam über längere Zeit die Arzneimittel zuführen.

Die Haut bietet drei Transportwege für die Zufuhr von Magnesiumchlorid

Transzellulär = durch das Zellinnere
Extrazellulär = durch die Zwischenräume der Zellen
Transglandulär = durch die Schweißdrüsen
Transfollikulär = durch die Haarfollikel

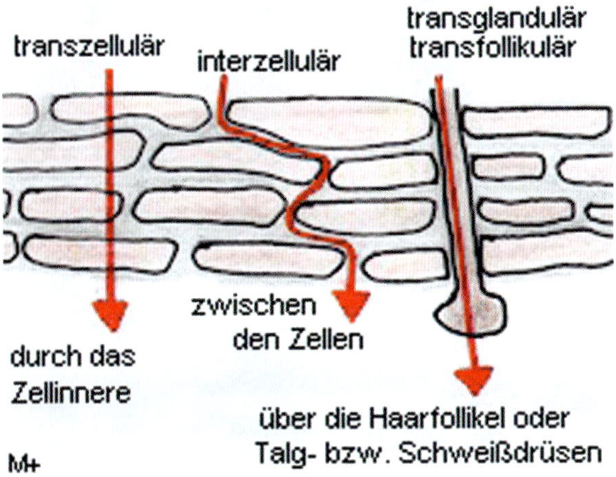

Abbildung 8: Mögliche Transportwege des Magnesiumchlorids durch die Haut (Quelle: http://www.medizinfo.de/arzneimittel/resorption/transportwege_haut.shtml)

Der Transport des Magnesiumchlorids kann auf zweierlei Weise erfolgen:

1. Diffusion

Dieser Prozess vollzieht sich auch bei der Überführung von Wirkstoffen, z. B. Magnesiumsalzen, durch die Darmschleimhaut über die Blutkapillaren und über das flüssige Bindegewebe (extrazelluläre Matrix) zu den Zellen.

Diffusion: von lateinisch diffundere = verbreiten, ausbreiten

Diffusion ist die Bewegung eines Stoffes in einem Lösungsmittel von einer höheren Konzentration zum Ort niederer Konzentration; das heißt, wenn ein Konzentrationsgefälle vorhanden ist. Dieser Vorgang vollzieht sich auch in Körperflüssigkeiten. Ein Wirkstoff, z. B die hohe Konzentration des Magnesiumchloridöls, bewegt sich durch die Transportwege zu Orten niederer Konzentration in die Körperflüssigkeiten und gelangt auf diesem Wege in das flüssige Bindegewebe (offiziell als Grundsubstanz der extrazellulären Matrix bezeichnet), und von da in die Zellen.

Die Diffusionsgeschwindigkeit wird von der Körpertemperatur und von dem pH-Wert bestimmt. Sie ist die Geschwindigkeit, mit der sich die Diffusion von Magnesiumchlorid in die Körperflüssigkeiten vollzieht.

2. Ionenaustausch

Ionen sind elektrisch geladene Atome oder Moleküle. Kationen sind positiv geladen, Anionen negativ. Magnesium Mg^{++} ist ein Kation, $Chlorid^{-}$ ein Anion.

Durch Bindung der Ladung entstehen dann Salze.

$Mg^{++} + Cl^{-}\ Cl^{-} = MgCl_2$

In Flüssigkeiten, so auch im menschlichen Körper, sind Atome und Moleküle in Ionenform wirksam. Deshalb werden sie als Elektrolyte bezeichnet.

Bestimmte im Körper herrschende Bindungskräfte bewirken den Ionenaustausch. Im Fall des Magnesiumtransports von der Haut in die Zellen ist das Gewebe, z. B. Eiweiße, der anziehende Bindungspartner. Bei der Absonderung des Magnesiums mit dem Schweiß durch die Haut stoßen die Bindungskräfte das Magnesium nach außen ab.

62_Gibt es therapeutische Erfahrungen bei der Anwendung der transdermalen Applikation von Magnesiumchlorid?

Ja. Nachfolgend werden die Erfahrungen von einigen Patienten beschrieben, denen ich die Anwendung von Magnesiumchloridöl empfohlen habe.

Adele

Eine 76-jährige Frau litt mehr als 15 Jahre an Multimorbidität, die sich als angeborene Magnesiummangelkrankheit erwies. Multimorbidität heißt, gleichzeitiges Vorhandensein mehrerer Krankheiten oder Symptome

Obgleich sie viele Kuren und Behandlungen durchführte, hatte sie gewöhnlich nur kurze Zeit eine Linderung ihres Leidens. Diese Frau hatte einen hohen Blutdruck, Kopfschmerzen und Migräneanfälle, Rückenschmerzen und Schmerzen in den Gelenken. Nachts hatte sie Wadenkrämpfe und infolge dessen Schlafstörungen. Außerdem litt sie an einer chronischen Erschöpfung.

Vor etwa einem Jahr empfahl ich ihr Magnesiumchloridöl transdermal anzuwenden. Bereits nach einer Woche einer täglichen Anwendung des Magnesiumchloridöls auf die Hände ließen die Schmerzen nach. Nach einem Monat täglichen Besprühens des ganzen Körpers (25 Pumpstöße) fühlte sie sich beschwerdefrei. Kopfschmerzen, Migräne und Gelenkschmerzen waren weg. Der Blutdruck war normal und der Schlaf gut. Sie war wieder ein fröhlicher Mensch.

Seit dieser Zeit gehört die Besprühung ihrer Haut mit Magnesiumchlorid zu einem festen Bestandteil ihres Lebensrhythmus. Außerdem wurde sie zu einer Propagandistin der transdermalen Magnesiumchlorid-Therapie. In einem kürzlich mit ihr geführten Telefongespräch teilte sie mit, dass sie noch immer beschwerdefrei und mir dankbar sei.

Das verwendete Magnesiumchloridöl hatte Hautjucken und auch Hautreizungen zur Folge, so dass sie manchmal Pausen einlegen musste. Eine Verdünnung mit destilliertem Wasser 1:1 hinterließ keine Hautunverträglichkeit.

Berta

Bei einer 59-jährigen Frau wurde die Diagnose angeborene Magnesiummangelkrankheit diagnostiziert. Sie nahm die verschiedensten Formen an Tabletten und Kapseln von Magnesiumpräparaten und dazu Medikamente. Sie litt seit Jahren an chronischen Rücken-, Gelenk- und Kopfschmerzen sowie an chronischen Erschöpfungszuständen und Depressionen, Muskelkrämpfen und Schlafstörungen. Ihren Haushalt konnte sie kaum noch bewältigen. Sie war immer missmutig, regte sich über jede Kleinigkeit auf, worüber sie sich wieder ärgerte. Häufiger äußerte sie, dass sie am Leben keine Freude mehr empfinde. Sie hatte ein umfangreiches Doktorshopping hinter sich, ohne jeglichen Erfolg. Das stimmte sie auch unzufrieden.

Vor 8 Monaten empfahl ich ihr die transdermale Applikation mit Magnesiumchloridöl. Schon nach 2x täglichem Besprühen ihres Körpers mit jeweils 25 Pumpstößen waren die Schmerzen erheblich zurückgegangen. Ihre Stimmung wurde von Tag zu Tag aufgehellter. Nach 2-wöchiger Anwendung des Magnesiumchlorids berichtete sie, dass sich ihr Leben völlig verändert habe, dass sie ein ganz anderer Mensch geworden sei und dass sie das Leben wieder liebt und für wertvoll hält. Seitdem besprüht sie täglich einmal ihren Körper mit selbst hergestellter 10%iger Magnesiumchloridlösung und nimmt auch ein Fußbad, wozu sie Magnesiumchloridflocken verwendet. Magnesiumchloridöl hatte bei ihr starken Juckreiz mit Hautrötungen hervorgerufen.

Cäcilie

Eine 61-jährige Frau litt seit mehr als 15 Jahren an Wadenkrämpfen, unruhigen Beinen in der Nacht. Bei kleinsten Bewegungen am Tage traten sehr schmerzhafte Krämpfe der Rippenmuskeln auf. Außerdem klagte sie über chronische Rücken-, Gelenk- und Nacken-Schulter-Schmerzen. Insgesamt war sie dauerhaft erschöpft, aber bei jedem Anlass geriet sie in heftige Erregungszustände, die meistens in depressive Verstimmungen übergingen.

Infolgedessen steigerten sich die Konflikte mit ihrem Ehemann. Da ihr im Laufe der 15 Jahre kein Arzt mit Medikamenten helfen konnte, verlor sie die Lebenslust und trug sich mit Suizidgedanken.

Ich empfahl ihr Magnesiumchloridöl transdermal anzuwenden. Nach zwei Wochen meldete sie sich wieder und berichtete, dass sie auf dem Wege sei, ein fröhlicher Mensch zu werden. Nur hätte sie Hautprobleme (Dauerjucken und Rötung der Haut). Ich empfahl ihr, die Magnesiumchloridkonzentration mit destilliertem Wasser zu verdünnen und nach einigen Tagen Pause mit dieser Lösung die transdermale Applikation mit Magnesiumchlorid fortzusetzen. Vier Wochen später stellte sie sich als ein nahezu von den Leiden befreiter, fröhlicher Mensch vor. Sie berichtete, dass auch die Harmonie mit ihrem Ehemann wieder stimmte. Sie war von dieser Magnesiumchloridtherapie so begeistert, dass sie täglich die transdermale Applikationsprozedur durchführte.

Diana

Eine 82-jährige Frau, die wöchentlich einmal die Sauna besuchte, hatte immer nach dem Saunabaden Wadenkrämpfe und schmerzhafte Rippenmuskelkrämpfe. Seit sechs Monaten besprüht sie sich vor der Sauna und unmittelbar danach mit 25-30 Sprühstößen einer selbst hergestellten 16%igen Lösung aus Magnesiumchloridflocken. Die Krämpfe treten nicht mehr auf!

Anton

Ein 64-jähriger Sportlehrer klagte seit Jahren nachts über Wadenkrämpfe und unruhige Beine. Keine ärztliche Behandlung half. Vor zwei Monaten empfahl ich ihm Magnesiumchloridöl transdermal anzuwenden. Schon nach 2-3 Tagen hatte er keine Krämpfe mehr. Die Beine waren ruhig und er hatte einen ruhigen Schlaf. Die tägliche Anwendung der transdermalen Applikation von Magnesiumchloridöl hat seine Beschwerden beseitigt. Er ist glücklich wieder ohne Beschwerden schlafen zu können.

Elise

Eine 64-jährige Frau stellte sich bei mir mit einer schon über sechs Tage ablaufenden Tachykardie (Herzrasen) mit 100-120 Herzschlägen pro Minute vor. Verschiedene Medikamente, die sie von Kardiologen erhalten hatte, halfen nicht. Ich besprühte ihren Oberkörper mit ultrakolloidalem Magnesiumchlorid (zirka 25 Pumpstöße). als ich ihren Puls 30 Minuten später mit einem Oximeter, das auch den Puls anzeigt, kontrollierte, wies dieser 88-92 Schläge/Minute aus. Darauf besprühte ich ihren Oberkörper erneut, wieder mit zirka 25 Pumpstößen. 30 Minuten später konnte ich eine Herzfrequenz zwischen 74 und 78 Schlägen pro Minute messen. Die Herzfrequenz hatte sich wieder normalisiert. Ich empfahl ihr täglich ihren Körper mit 25 Pumpstößen ultrakolloidalem Magnesiumchlorid zu besprühen. Seitdem läuft ihr Herz wieder völlig normal.

Franziska

Bei einer anderen 64-jährigen Frau kontrollierte ich die Herztätigkeit mit einer 24-h-Langzeit-EKG-Messung. Dabei stellte ich eine mittlere Herzfrequenz von 94/Minute fest. Der niedrigste Tageswert lag bei 74/Min., der höchste bei 136/Min. Während des Schlafs, der für sie nicht erholsam war, fluktuierte die Herzfrequenz zwischen 76 und 95 Schlägen/Minute. Ich empfahl ihr, ihren Körper 3x täglich mit 25 Pumpstößen an 10%iger ultrakolloidaler Magnesiumchloridlösung zu besprühen. Eine nach vier derartigen Behandlungstagen erfolgte Kontrolle mit einer 24-h-Langzeit-EKG-Messung ergab eine mittlere Herzfrequenz von 81/Min. Der niedrigste Tageswert lag bei 51/Minute, der höchste bei 127/Minute. Im Schlaf schwankte die Herzfrequenz zwischen 61 und 68 Schlägen/Minute. Gleichzeitig hat sich ihr Schlaf verbessert und eine bessere Erholung erbracht.

Gertrude

Eine 61-jährige Frau litt an einer isolierten systolischen Hypertonie (hoher systolischer Blutdruck, niedriger diastolischer Druck). Sie wurde mehrmals mit über 200 mmHg systolischem Blutdruck mit dem medizinischen Notdienst ins Krankenhaus gebracht. Keine der ihr verabreichten Blutdrucksenker (Antihypertensiva) half. Ich setzte die Blutdrucksenker ab und ließ sie den ganzen Körper 2x täglich mit 25 Pumpstößen Magnesiumchloridöl einsprühen. Nach drei Tagen derartiger Applikation hatte sich ihr systolischer Blutdruck auf 135 mmHg gesenkt (normaler Bereich).

Helga

Eine 83-jährige Frau. Seit 2013 ALS (Amyotrophe Lateralsklerose, G12.2). Die ALS ist eine Erkrankung der Muskulatur, die schleichend entsteht und dann langsam verstärkend fortschreitet. Als typische Symptome werden beschrieben: schmerzlose Lähmungen der Muskeln und Erhöhung der Muskelspannung, Muskelzuckungen und manchmal auch Muskelkrämpfe. Schluck- und Sprechstörungen können auftreten. Ein besonderes Symptom: die Kraftlosigkeit der Muskulatur (wird gemessen).

Diese Patientin erhielt auf Empfehlung meines Neffen, Heilpraktiker Peter Kröner, seit Ende Juli 2017 täglich ultrakolloidales Magnesiumchlorid (16,5 %), transdermal appliziert. Tagesdosis: morgens 25 Sprühstöße, abends 25 Sprühstöße auf dem Körper verteilt.

Anfang September 2017 wurde in der neurologischen Klinik der Charité ein Zuwachs der Muskelkraft gegenüber einem Test vor der transdermalen Applikation des ultrakolloidalen Magnesiumchlorids gemessen. Die Patientin fühlte sich subjektiv besser. Das Besserfühlen steigerte ihre Motivation und einen verhaltenen Optimismus. Die Therapie wird mit transdermaler Applikation von ultrakolloidalem Magnesiumchlorid fortgesetzt.

Bemerkung: Die Namen wurden aus Datenschutzgründen geändert.

63_Wie sind Sie zum Magnesium gekommen? Sie haben sich doch mit Silizium beschäftigt!

Sie sollten wissen, dass ich die Wichtigkeit des Magnesiums für die Lebensprozesse des Menschen vor zirka 40 Jahren erkannte. Damals traf ich mit Prof. Dr. Roland Fehlinger der Neurologischen Klinik der Charité zusammen, der Untersuchungen zur Tetaniebehandlung mit Magnesium durchführte. Anlass dazu war das Auftreten von Weidetetanie bei Kühen und bei Kindern, die die Milch von diesen Kühen getrunken hatten. In diesem Zusammenhang wurde festgestellt, dass der Weide Magnesiumdünger fehlte. Als die Weide Magnesium als Dünger erhielt, gab es keine Weidetetanie der Kühe und auch keine Tetanieanfälle bei Kindern, die diese Kuhmilch tranken.

Wir haben in dieser Zeit auch mehrere Forschungsprojekte über die Magnesiumwirkung auf menschliche und tierische Lebensprozesse durchgeführt. Außerdem habe ich einige meiner Doktoranden Themen zu dieser Thematik bearbeiten lassen.

Da ich mich damals mit Stress und stressverursachten Schlafstörungen in dem von mir an der Berliner Charité gegründeten Schlaflabor beschäftigte, fand ich mit Magnesiumorotat und Magnesiumoxid Mittel, welche stressreduzierend und schlaffördernd wirken. Auch während meiner Tätigkeit als Weltraummediziner haben wir den Kosmonauten in der Vorbereitungsphase vor dem Flug ins All zur Beruhigung Magnesiumorotat appliziert, um ihnen innere Ruhe zu verschaffen. Seitdem habe ich auch selbst von Zeit zu Zeit präventiv gegen Stress Magnesiumoxid eingenommen.

64_Und wie sind Sie zur transdermalen Anwendung von Magnesiumchlorid gekommen?

Da mir Magnesiumorotat nicht immer zur Verfügung stand, nahm ich verschiedene andere Magnesiumpräparate, vor allem Magnesiumcitrat. Leider verspürte ich kaum noch Wirkungen, besonders bei dem angebotenen Magnesiumcitrat als Brausepulver. Da ich wusste, dass peroral (über den Verdauungskanal) eingenommenes Magnesium nicht immer in dieser Weise vom Körper verarbeitet wird, führte ich die fehlenden Magnesiumeffekte auf mein zunehmendes Alter zurück.

Im Juni 2016 habe ich in Zeitschriften und Büchern von der transdermalen Magnesiumchloridöltherapie erfahren. Vor allem auf Initiative meiner Frau besorgten wir uns das Zechsteiner Magnesiumchlorid. Weil ich als Arzt immer das Prinzip in meiner Laufbahn verfolgt habe, meinen Patienten nur zuzumuten, was ich selbst an mir getestet habe, begannen wir mit Selbststudien.

In dieser Zeit litt ich an schmerzhaften Schulter-Nacken-Verspannungen in der Muskulatur. Alle Massagen und sonstige physiotherapeutischen Anwendungen schafften nur kurze Zeit Linderung.

Nachdem meine Frau mir zwei Wochen lang den Nacken und Rücken mit Magnesiumchloridöl eingerieben hatte, waren die Schmerzen nahezu weg und meinen versteiften Hals konnte ich wieder drehen. Auch die Muskelverhärtungen verschwanden.

Aber gleichzeitig hatte sich ein fast unerträgliches Hautjucken an den behandelten Stellen eingestellt. Da mir die 31%ige Lösung zu stark war, fertigten wir uns aus den Magnesiumchloridölflocken 15%ige Lösungen durch Aqua-destillata-Zusatz an. Danach verschwanden Hautjucken und auch die Schmerzen vollständig. Seitdem besprühe ich mich täglich mit Magnesiumchlorid.

In dieser Konzentration empfahl ich dieses Patienten und Patientinnen, vor allem solchen, die unter angeborener Magnesiummangelkrankheit litten: die Effekte waren verblüffend. Ihre jahrzehntelangen, durch keine ärztliche Hilfe beeinflussten Beschwerden, waren innerhalb von 1-2 Wochen verschwunden. Sie entschieden sich folglich zur Weiterführung der transdermalen Applikation.

Die transdermale Applikation des Magnesiumchlorids hat den großen Vorteil, dass es nicht vom Zustand des Verdauungssystems abhängig ist. Aber mit der 31%igen Lösung des Magnesiumchloridöls gab es auch Hautprobleme, so dass es von mir, meiner Frau und auch von manchen Patienten nur in verdünnter Form zur Anwendung gebracht werden konnte.

65_Haben Sie auch spezielle Untersuchungen an Menschen mit transdermaler Applikation von Magnesiumchlorid vorgenommen?

Ja, ich habe die Herztätigkeit mit dem Langzeit-EKG untersucht. Nachfolgend ein Bericht dazu.

Extrasystolenreduzierung mit Magnesiumchlorid

Ein 93-jähriger wurde in den Vorjahren in 1- bis 2-jährigen Intervallen einer Langzeit-EKG-Registrierung mit dem Gerät CardioMein und der Software Cardioday (GeTEMed) unterzogen. Stets waren zirka 20.000 Extrasystolen in einer 23- bis 24-stündigen Ableitung nachzuweisen.

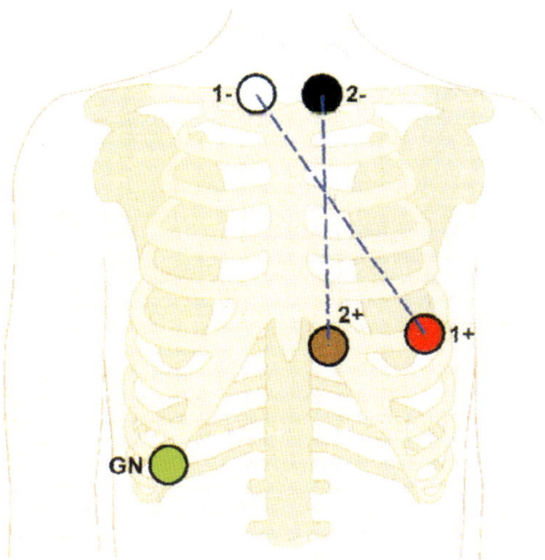

Abbildung 9: EKG-Elektrodenverteilung am Oberkörper

2017 wurde nach zirka einjähriger transdermaler Applikation von Magnesiumchlorid (Magnesiumchloridöl, später ultra-kolloidales Magnesiumchlorid) erneut eine Langzeitregistrierung vorgenommen. Dabei wurde, wie auch zuvor, nachfolgend angeführtes Ableitungsschema angewendet:

In der letzten Ableitung 2014 wurden in 23:25 Stunden der Registrierung des EKG 91.023 Herzschläge registriert. Davon waren

24.132 Extrasystolen = außergewöhnliche Herzschläge, die Herzrhythmusstörungen ausweisen.

2017 (nach einjähriger transdermaler Applikation von Magnesiumchlorid) wurden in 23:01 Stunden 87.337 Herzschläge registriert. Davon waren

1.434 Extrasystolen.

Dies entspricht der altersgemäßen Norm.

Folglich wurden die Extrasystolen um über 20.000 Ereignisse weniger nach der einjährigen Magnesiumchloridapplikation registriert.

Herzfrequenzvariabilität-Normalisierung mit $MgCl_2$

Ein ähnliches Ergebnis zeigte auch die Herzfrequenzvariabilität bei dieser Person. Ein in den letzten Jahren wichtig gewordenes Funktionskriterium für die Herztätigkeit ist die Herzfrequenzvariabilität (HFV).

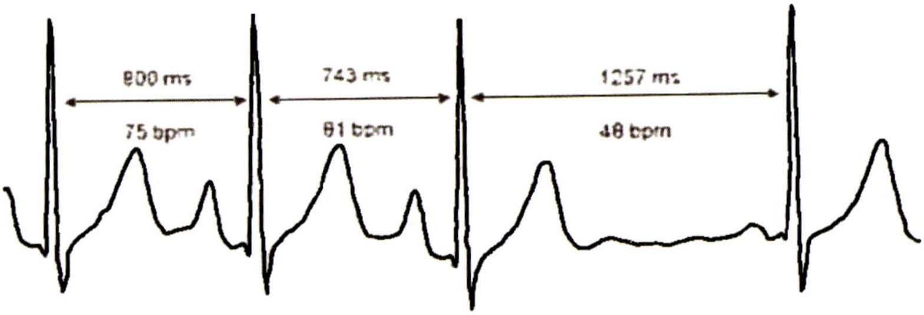

Abbildung 10: Beispiel der Herzfrequenzvariabilität

Beim gesunden Menschen schlägt das Herz nicht regelmäßig wie ein Uhrenpendel, sondern der Abstand zwischen zwei Schlägen ändert sich ständig. Diese Abstände werden in Millisekunden gemessen. Diese Erscheinung war bereits in der alten chinesischen Medizin bekannt, wie dieses Zitat es zeigt:

„Wenn der Herzschlag so regelmäßig wie das Klopfen des Spechts oder das Tröpfeln des Regens auf dem Dach wird, wird der Patient innerhalb von vier Tagen sterben." [Wang Shuhe, chinesischer Arzt, 3. Jahrhundert n. Christus]

Auch die moderne Kardiologie kennt dies. Das regelmäßige Schlagen des Herzens wird als Herzstarre bezeichnet. Diese tritt vor allem dann auf, wenn Hirn und Herz von Dauerstress befallen sind. Das Herz wird nämlich von zwei Assistenten der Hirnfunktionen reguliert. Der eine ist der Nervus Sympathikus, der eine Herzbeschleunigung bewirkt und bei Dauerstress dominant ist. Der andere ist der Gegenspieler, der Nervus Parasympathikus, der für die Ruhe und langsame Herzfrequenz, und somit sogar für die Bremsung, verantwortlich ist.

Im normal gesunden Zustand wirken sie nicht als Gegner, sondern als harmonische Regulierer. Aber wehe, wenn einer überlastet oder geschwächt ist, dann dominiert der andere. Wenn der Sympathikus dauerhaft überwiegt, dann tritt die Herzrhythmusstarre auf. Das Herz schlägt wie ein Uhrwerk.

Wenn der Parasympathikus überwiegt, dann entsteht Chaos.

Bei Herzfrequenzvariabilitätsstarre muss der Parasympathikus gestärkt werden. Bei Herzfrequenzvariabilitätschaos muss der Sympathikus gestärkt werden.

In dieser Regulation spielt das Magnesium eine ausgleichende Rolle. Es unterstützt immer den schwächeren, den nicht dominanten Nervus.

In den folgenden beiden Abbildungen wird das verdeutlicht. Es handelt sich hierbei um Übergangsverteilungen der Herzschlagabstände einer EKG-Langzeituntersuchung. Vor und nach der transdermalen Applikation von Magnesiumchlorid.

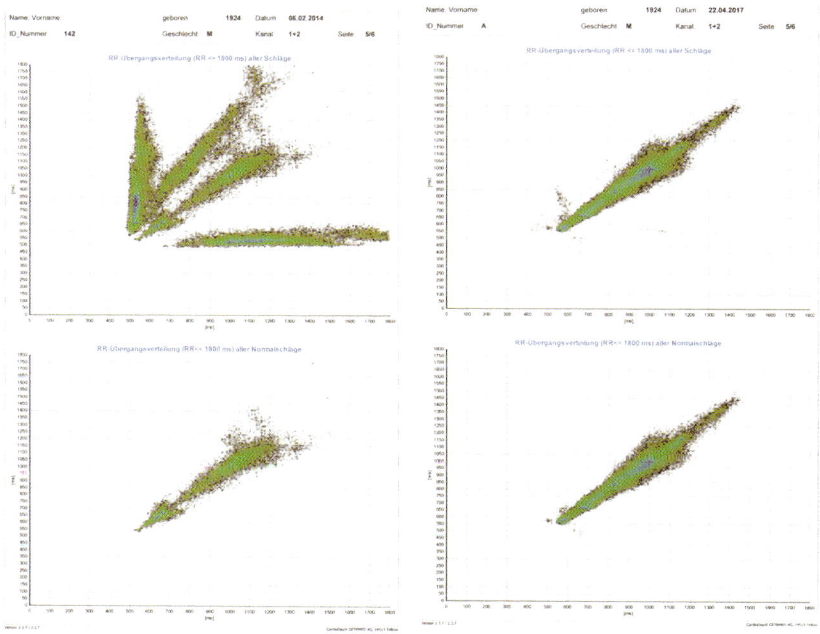

Abbildung 11: Links: Übergangsverteilung der Herzschlagabstände vor transdermaler Applikation von Magnesiumchlorid. Rechts: nach einjähriger täglicher Applikation von Magnesiumchlorid (normal)

In dem oberen Teil der Abbildung sind alle Intervalle (Abstände) der in der Untersuchung erfolgten Herzfrequenzvariabilitäten angegeben, in dem unteren Teil nur der Anteil der normalen.

Vor der transdermalen Applikation von Magnesiumchlorid herrscht diesbezüglich Chaos. Das heißt, der Parasympathikus dominierte erheblich. Infolge der einjährigen täglichen Zufuhr von Magnesiumchlorid mit transdermaler Applikation wurde das Gleichgewicht zwischen Sympathikus und Parasympathikus wieder hergestellt.

66_Welche anderen Mineralien sind noch für den menschlichen Körper wichtig?

Eigentlich benötigt der Mensch alle Mineralien, die sich in der Erdkruste befinden. Manche in größeren Mengen, manche nur in Spuren. Deshalb werden Mengen- und Spurenelemente unterschieden. Diese Bezeichnungen beziehen sich nur auf ihr Vorkommen, nicht auf die Wichtigkeit bezüglich der menschlichen Lebensprozesse.

Nachfolgend eine Angabe von dem österreichischen Ernährungsforscher Ibrahim Elmadfa [2012], bezogen auf einen 70 kg schweren, gesunden Erwachsenen (orientierende Werte):

Mengenelemente		Spurenelemente	
Chlor	105 g	Arsen	0,014 g
Kalium	140 g	Bor	0,01 g
Kalzium	1050 g	Chrom	0,005 g
Magnesium	35 g	Eisen	4,2 g
Natrium	105 g	Fluor	0,8 g
Phosphor	700 g	Jod	0,03 g
Schwefel	175 g	Kobalt	0,003 g
		Kupfer	0,11 g
		Mangan	0,02 g
		Molybdän	0,005 g
		Nickel	0,01 g
		Rubidium	1,1 g
		Selen	0,02 g
		Silizium	1,4 g
		Vanadium	0,02 g
		Zinn	0,03 g
		Zink	2,33 g

67_Warum schätzen Sie Magnesium und Silizium als die wichtigsten Elemente für den menschlichen Körper?

In diesem Buch wurde ausführlich über Magnesium berichtet. Kurz gesagt Magnesium ist ein Leitelement. Es ist in allen Lebensprozessen zu finden, wie kaum ein anderes außer Siliziumdioxid. Leben ohne Magnesiumsalz und Siliziumdioxid ist nicht möglich.

Silizium ist weit mehr als ein essentielles Spurenelement für den Menschen. Silizium wird in der Fachliteratur als essentielles Spurenelement geführt. Spurenelement bedeutet, dass es nur in ganz geringen Mengen im menschlichen Körper vorkommt. Essentiell heißt, dass es für den Menschen unbedingt lebenswichtig ist. Wie wir an Beispielen zeigen konnten, hat aber Silizium als Spurenelement außerordentlich viele Funktionen und Wirkmechanismen im menschlichen Körper auszuführen, was offensichtlich mit relativ geringen Mengen geschehen kann.

Die Medizin, einschließlich der orthomolekularen Medizin, ist wohl bezüglich der Anwendung von Siliziumdioxid deshalb zurückhaltend, weil es als Spurenelement deklariert wird. Geringe Mengen des Vorkommens im menschlichen Körper bedeuten aber keinesfalls auch geringe Wirkungen. Das zu glauben wäre ein großer Irrtum.

Ich wurde in einem Interview der Zeitschrift „Naturarzt" [132/2014] gefragt, warum Silizium in der Medizin und auch in der Naturheilkunde so wenig bekannt ist. Diese Frage konnte ich nicht beantworten, aber doch den Hinweis geben, dass schon in der Antike und im Mittelalter die Ärzte Silikate als wichtiges Heilmittel schätzten und erfolgreich anwendeten. Silikate wirken nicht toxisch und haben keine bedrohlichen unerwünschten Nebenwirkungen. Schon deswegen wäre es im Interesse der Patienten wichtig, dass Medizin und orthomolekulare Medizin dem SiO_2 größere Aufmerksamkeit schenken würden. Wie aus den vorausgegangenen wissenschaftlichen Forschungsarbeiten hervorgeht, ist die Zufuhr des SiO_2 für den menschlichen Körper durch Silikate (Klinoptilolith-Zeolith, Montmorillonit) besonders effektiv und nützlich, weil sie als Naturmittel der Natur des Menschen entsprechen. Jene Therapeuten aber, die Siliziumdioxid in ihrer täglichen Praxis anwenden, bezeichnen es überschwenglich als „Alleskönner". Persönlich würde ich das Siliziumdioxid als „Vieleskönner" bezeichnen.

Obgleich wir heute noch relativ wenig von diesem sogenannten Spurenelement wissen, wissen wir aber genug, um sagen zu können, dass es

- den Alterungsprozess verzögert,
- Verjüngungseffekte hervorrufen kann,
- die sogenannte Alzheimerdemenz verhindern kann,
- der Knochengesundheit dienlich ist,
- Arteriosklerose verhindern kann,
- Detoxfunktionen ausübt,
- Bioresonanz auslösen kann,
- schlafffördernd wirkt.
- Vor allem ist Siliziumdioxid das steuernde Element des flüssigen Bindegewebes der extrazellulären Matrix und damit ganzkörperlich regulierend wirksam.

Es ist zu wünschen, dass das Siliziumdioxid recht bald zu Nutzen der Gesunden und Kranken in der Heilkunde (Medizin) mindestens die gleiche Anerkennung und Anwendung findet wie in der Computer- und Technik-Wissenschaft.

68_Was sind Schüssler-Salze?

Das Wirkprinzip der Schüssler-Salze besteht darin, dass Mineralsalzapplikationen in kleinsten Mengen und in feinster Verteilung in den Zellen des menschlichen Organismus das regulative Gleichgewicht aufrechterhalten oder wieder herstellen. In der pharmazeutischen Herstellung der 12 funktionellen Mineralsalze kommen die homöopathischen Techniken (Verdünnung der Lösungen nach einem Stufenprinzip) zur Anwendung.

Nachfolgend die Liste der 12 Schüssler-Salze:

Nr. 1 Calcium fluoratum (Kalziumfluorid)
Nr. 2 Calcium phosphoricum (Kalziumphosphat)
Nr. 3 Ferrum phosphoricum (Eisenphosphat)
Nr. 4 Kalium chloratum (Kaliumchlorid)
Nr. 5 Kalium phosphoricum (Kaliumphosphat)
Nr. 6 Kalium sulfuricum (Kaliumsulfat)
Nr. 7 Magnesium phosphoricum (Magnesiumphosphat)
Nr. 8 Natrium chloratum (Natriumchlorid)
Nr. 9 Natrium phosphoricum (Natriumphosphat)
Nr. 10 Natrium sulfuricum(Natriumsulfat)
Nr. 11 Silicea (Kieselsäure)
Nr. 12 Calcium sulfuricum (Kalziumsulfat)

Die Schüssler-Salze werden wie folgt hergestellt: Das jeweilige Mineralsalz, im Fall Nr. 11 Silicea das Siliziumdioxid (Kieselsäure), wird verarbeitet 1 Teil SiO_2 und 9 Teile Milchzucker. Dieses Pulver wird eine Stunde lang verrieben. Auf diese Weise entsteht D1. Als Nächstes wird D1 mit 9 Teilen Milchsäure verrieben. Es entsteht D2. Dieser Herstellungsprozess wird fortgesetzt, bis D12 erreicht ist.

Für die pharmakologisch-biochemisch Denkenden ist eine Wirkung im menschlichen Körper nicht möglich. Die über 140 Jahre Anwendung der Schüssler-Salze zeigen, dass es eine Wirkung gibt. Diese ist aber nur energiemedizinisch-biophysikalisch zu verstehen. Das SiO_2-Molekül ist kristallin und besitzt Halbleiter- und piezoelektrische Eigenschaften, die mit der Zellelektrizität Informationsverbindungen herstellen, wie sie in der extrazellulären Matrix ablaufen. Chemisch gesehen ist das Schüssler-Salz Silicea eine siliziumorganische Verbindung, wie sie im menschlichen Körper in vielfacher Weise entsteht.

Nach der Auffassung von Schüssler

- kommt Kieselsäure (SiO_2) in sämtlichen Körperzellen und in der extrazellulären Matrix (Bindegewebe) vor;
- wird bei hohen gesundheitlichen Belastungen oder extremen menschlichen charakterlichen Eigenschaften übermäßig viel SiO_2 verbraucht;
- befinden sich Vorräte von SiO_2, die für solche Fälle aufgebraucht werden, im Bindegewebe, in den Knochen und der Haut;
- soll SiO_2 die Leitfähigkeit der Nervenbahnen regulieren.

Physiologische Funktionen einiger Schüssler-Salze

In der physiologischen Funktion wird das Schüssler-Salz 11 Silicea (Kieselsäure) als wichtiger Mineralstoff für den Aufbau des Bindegewebes beschrieben. Die Anwendung des Schüssler-Salzes Nr. 11 erfolgt z. B. als Stabilisierungsmittel der Knochen, Bänder, Nägel, Haut und Blutgefäße oder zur Heilung von entzündlichen Prozessen, Verletzungen und Erkrankungen der Haut. Mangel an SiO_2 im menschlichen Körper, der die unbedingte Applikation von Schüssler-Salz Nr. 11 erfordert, äußert sich in

- Bindegewebsschwäche
- brüchigen Nägeln
- stumpfen Haaren, gespaltenen Haarspitzen
- Rheuma, Ischias-Schmerzen
- Licht- und Geräuschempfindlichkeit
- Zucken der Augenlider und der Mundwinkel
- Krähenfüßen der Augenwinkel
- durchscheinender Haut
- trockener, rissiger Haut
- mangelnder Straffheit der Haut

Die Dosierung erfolgt mit dem homöopathischen D12-System. Die Applikation soll nach chronobiologischen Aspekten morgens erfolgen.

Anwendung des Magnesium phosphoricums: Es ist das schmerzstillende und entkrampfende Salz der Biochemie, das Salz der Nerven und Muskeln.

Anwendung bei

- schweren Schmerzen und Krampfzuständen zur Unterstützung der ärztlichen Behandlung
- Verkrampfungen der Atemmuskulatur (Asthma)

- rheumatische Schmerzen (zur Schmerzstillung)
- Muskelzuckungen
- Juckreiz
- Koliken
- nervliche Unruhe und Zittern
- Angst
- Einschlafstörungen

Einnahme sehr früh morgens oder spät abends.

Anwendung von Natrium chloratum: Es ist das beste Schnupfenmittel der Biochemie

- wässriger Fließschnupfen
- trockene Haut, Augen und Schleimhäute
- plötzlicher Tränenfluss (z. B. bei Wind)
- häufiger Durchfall oder häufiges Erbrechen zur Unterstützung der ärztlichen Behandlung
- Hautausschlag mit Bläschen (mit wässrigem Inhalt)
- Gelenkknacken (mangels Gelenkschmiere)
- Zahnschmerzen
- wässriger bis schleimiger Durchfall
- Milchstau (bei Stillenden)
- Magenkatarrh mit wässrig Erbrochenem
- allgemeine Schwäche
- Verstopfung
- rheumatische Beschwerden
- Schwellungen (verschiedener Ursache)
- Depressionen (mit Weinerlichkeit)

Einnahme bei Bedarf.

69_In der Liste der Mineralien im menschlichen Körper ist auch Arsen angeführt. Arsen ist doch ein Gift für den Menschen. Ist das nicht ein Irrtum?

Das Arsen hat viele Gesichter

Am Beispiel des Arsens soll gezeigt werden, wie vielfältig ein Element im menschlichen

Körper wirken kann. Die wichtigste giftige Arsenverbindung ist das weiße Arsenik: Acidum arsenicum (As_2O_3 oder As_4O_6). Es wird als „Giftmehl" bezeichnet.

Die toxische Arsenikdosis liegt bei 0,01-0,05 g. Die tödliche Dosis wird mit 0,1-0,3 g pro Mensch angegeben [Pschyrembel]. Arsenik wird aber in der Medizin als Spurenelement geführt. Das heißt, dass es für bestimmte Körperfunktionen benötigt wird.

In sehr kleinen Dosen regt es als Spurenelement zu einer besseren Sauerstoffversorgung durch das Blut an. Auch die Harnbildung kann stimuliert werden.

Der Tagesbedarf an Arsen soll 5-50 µg betragen. Mangel an Arsen bei arsenfreier Nahrung führte bei Hühnern und Ratten zu Wachstumsstörungen.

Zur verstärkten Bildung der sauerstofftransportierenden roten Blutzellen (Erythrozyten) hat bei Menschen, die im Gebirge leben, die tägliche Aufnahme von Arsenik veranlasst. Lebenslang sollen diese Menschen 250 mg pro Tag Arsenik zu sich genommen haben. Männer sollen infolgedessen stark geworden sein, die Frauen sollen davon ihre Schönheit verbessert haben.

Der Mensch kann sich an Arsenikzufuhr gewöhnen, wenn eine langsame Steigerung der Dosis allmählich erfolgt. In Alexander Dumas' Roman „Der Graf von Monte Christo" (1844) wird geschildert, wie sich ein Mann durch tägliches Arsenikessen vor einem Attentat mit arsenhaltigen Getränken und somit vor dem Tod geschützt hat.

Arsen in Medikamenten

Arsenverbindungen in Medikamenten sind seit der Antike bekannt. In dieser Zeit soll Arsen als Stärkungsmittel und als Therapeutikum bei verschiedenen Erkrankungen angewendet worden sein, zum Beispiel bei Fieber, Rheuma, Malaria, Tuberkulose und Diabetes mellitus.

Mit Salvarsan, einem arsenhaltigen Präparat, wurde in der Neuzeit Syphilis behandelt.

Bei längerer Einnahme von höheren Dosen Arsenverbindungen treten Gewichtsabnahme, Organverfettung, Gewebezerfall der Leber, Nieren und Blutkapillaren auf. Aus diesem Grund ist es besser, auf arsenhaltige Stoffe zu verzichten. Das ist aber gegenwärtig nicht einfach.

Arsen in Meeres-Nahrungsmitteln

Arsenverbindungen sind im Meerwasser (2-4 ppb) und in Flüssen (0,5-2 ppb) vorhanden (ppb = parts per billion (Teile pro Milliarde)). Deshalb enthalten alle Meerestiere (zum Beispiel Fische, Garnelen, Hummer, Krebse) und Meerespflanzen (zum Beispiel Algen) Arsenik. Auch im Trinkwasser kann sich Arsen befinden.

Zur Dekontaminierung von Arsenverbindungen aus dem menschlichen Körper wurde bisher Knoblauch empfohlen. Ein zufälliger Einzelbefund zeigte uns, dass dies offensichtlich auch mit dem siliziumreichen Klinoptilolith-Zeolith möglich sein kann.

70_Warum können Elemente giftig und auch schädlich für den Menschen sein und werden als Schadstoffe bezeichnet?

Was sind Schadstoffe?

In der alltäglichen Umgangssprache werden Stoffe, die für Menschen, Tiere, Pflanzen und Ökosysteme schädlich wirken können, als Schadstoffe bezeichnet. Diese Definition ist aber unscharf, weil manche derartige Stoffe oder ihre Wirkung unter bestimmten Bedingungen positiv auf den Menschen Einfluss nehmen können und unter anderen Bedingungen schädlich wirken können.

Der bekannte Arzt des Mittelalters Paracelsus (1493-1511) postulierte: Die Dosis macht den Stoff zum Gift. Aber auch die Dauer der Wirkung von Schadstoffen und Giften auf den Menschen spielt eine wichtige Rolle. Einmalige, kurzzeitige Wirkungen eines Stoffs können positiv auf den Menschen wirken, Dauereinfluss dagegen kann krank machen. Das ist z. B. bei der Wirkung der EMF (elektromagnetischen Felder; Funkwellen) der Fall.

71_Was sind Schwermetalle?

Als Schwermetalle werden bezeichnet:

Antimon	Arsen	Blei
Cadmium	Cobalt	Eisen
Gold	Kupfer	Mangan
Nickel	Plutonium	Quecksilber
Uran	Zink	

In Abhängigkeit von der Dosis und Einwirkungsdauer können Schwermetalle im menschlichen Körper Vergiftungen auslösen. Auch die Zuordnung der Elemente zu den

Schwermetallen ist unterschiedlich. Manche Organisationen oder Autoren zählen nur Blei, Cadmium, Quecksilber, Arsen, Kupfer, Nickel und Mangan zu den Schwermetallen.

Manche von diesen Schwermetallen sind bereits in kleinen Dosen toxisch (giftig), z. B. Arsen, Blei, Quecksilber, Antimon, andere erst in höheren Dosen.

Schwermetalle werden aber auch als essentielle Spurenelemente eingestuft, weil sie in winzigen Mengen (Spuren) unbedingt für die Lebensprozesse des Menschen benötigt werden, z. B. Zink, Eisen, Mangan.

Deshalb wird in der einschlägigen Literatur darauf hingewiesen, dass Schwermetalle nicht prinzipiell und generell toxisch wirken, sondern, wie schon erwähnt, in Abhängigkeit von der Dosis und Dauer der Einwirkung.

Die internationale Union of Pure and Applied Chemistry IUPAC [Duffus 2002] empfiehlt den Begriff „Schwermetalle" nicht zu verwenden und auch nicht im Sinne von „toxischen Stoffen", weil auch manche von diesen für die menschliche Gesundheit essentiell (unbedingt erforderlich) sind.

Zu hohe Dosen von Stoffen, die als Schwermetalle bezeichnet werden, können toxisch [Hollemann und Wiberg 2007] wirken.

72_Gibt es Besonderheiten für die Wirkung von Mineralien im menschlichen Körper?

Die Wirkungen der Mineralien im menschlichen Körper sind nur unter systemischen Aspekten zu verstehen.

Die systemischen Wechselbeziehungen der verschiedenen Mengen- und Spurenelemente vollziehen sich im Organismus auf verschiedenen Ebenen der Regulation und in flexiblen antagonistischen und synergistischen Wechselwirkungen [Shalmina und Novoselov 2000].

Es wurde nachgewiesen, dass die Cofermentfunktionen, die vielen Mineralien eigen sind, zwischensystemischen und interaktionssystemischen Gesetzmäßigkeiten unterliegen.

Die Reaktion auf unwissenschaftlich und willkürlich in größerer Menge zugeführter Mineralien kann z. B. von der schon im Organismus vorhandenen systemischen Konzentration der Mengen- und Spurenelemente negativ beeinflusst werden.

Untersuchungen nur einzelner Mikro- oder Makroelemente sind wegen des sehr komplizierten Charakters der funktionellen synergistischen und antagonistischen Beziehungen innerhalb des Mineralmetabolismus eigentlich inadäquat und widersprechen den regulatorischen Prozessen im Organismus.

73_Wie können Elemente im menschlichen Körper wirken?

Als Antwort einige Beispiele:

- **Blei**überschuss führt zur Verdrängung des Eisens in der extrazellulären Matrix. Einer Eisentherapie, z. B. bei Anämie, sollte stets eine Ausleitung des Bleis vorausgehen. Beim Mangel an Blei ist die Hämatopoese (Blutbildung) nicht möglich, ebenso aber auch nicht bei Bleiüberschuss.
- Eiweißmangelnahrung führt zur Senkung des **Magnesiums** im Gewebe. Bleibt der Magnesiummangel bei einer Erhöhung des Eiweißes bestehen, wurden Wachstumsstörungen beobachtet.
- **Nickel** trägt zur Stabilisierung der zytoplasmatischen Membran bei und spielt eine Rolle bei der Formierung der Spiralstruktur der Nukleinsäuren. Nickelmangel kann zu Nekrosen (Gewebezerstörungen) führen. Ein Überschuss von Nickel kann Hauterkrankungen und bösartige Neubildungen (Tumore) auslösen.
- **Strontium** bildet im Körper mit Eiweiß Verbindungen (indem es Zink verdrängt), wodurch elementarer Stickstoff und Harnstoff ausgeschieden werden; aber auch Phosphor- und Schwefelausscheidungen werden durch Strontium beeinflusst. Strontium verdrängt das Kalzium und kann Strontiumrachitis auslösen. Überschuss an Strontium kann auch zu einer Störung des Kupfer-Cobalt-Verhältnisses führen [Račikov 1999].
- **Kadmium** soll in feinsten Spuren an Wachstumsprozessen und an der Fermentregulation beteiligt sein. Aber schon die geringste Erhöhung von Kadmium im Gewebe oder im Blut führt zur Störung der Fermentaktivität und des Stoffwechsels von Kalzium, Phosphor, Eisen, Kupfer und Zink [Račikov 1999].
- Ein Übermaß an Aluminium und Kalzium im Organismus stört die Aufnahme von **Phosphor**. Phosphormangel führt zu Wachstumsstörungen, zum Knochenabbau, zum Zahnverfall und zu Arthritis.
- **Stress** und Alkoholgenuss verbrauchen sehr viel Magnesium.
- Wenn Aluminium im Gewebe angereichert ist, kann kein **Eisen** im Organismus aufgenommen werden. Eisen ist für die Hämoglobinbildung und für die Zellatmung wichtig. Silizium dekontaminiert Aluminium

- **Zink**, regulativ dosiert, fördert die Stärkung des Immunsystems und das Wachstum, auch die Insulinsynthese. Eine Überdosierung an Zink erhöht aber das Risiko für die Entwicklung von onkologischen Erkrankungen. Ein Defizit an Zink kann zum veränderten Stoffwechsel des Vitamins A mit toxischen Erscheinungen sowie zur Kryptopyrollurie führen.

74_Was sind Kolloide?

Zum Verständnis der transdermalen Applikation ist es wichtig, Wissen über Kolloide zu haben.

Kolloide sind kleinste, energetisch-elektrisch negativ oder positiv geladene, im Wasser gelöste Partikel mit hohem Zeta-Potenzial, die von den Zellen verwertet werden können. Kolloide besitzen eine große Oberfläche, große Oberflächenenergie, mit starker Wirkung von physikalischen, chemischen und biologischen Reaktionen. Kolloide können sehr langlebig sein, besonders die kleinsten (> 100 Jahre). Wasserkolloide könnte man hinsichtlich ihrer elektrischen Ladung und biologischen Wirksamkeit mit energetisierten, hydratisierten Sauerstoff-Ionen (negativ oder positiv geladene O_2- oder O_2+) vergleichen [Engler 2001].

Kolloide sind Stoffe in einem Verteilungszustand, bei denen die dispersen Teilchen nur ultramikroskopisch nachzuweisen sind. Der kolloidale Zustand, gewöhnlich als kolloidale Phase bezeichnet, ist eine besondere Verteilungs- oder Zustandsform der Materie. Die Natur ist kolloidal.

Die Dispersionsmittel in Kolloiden können fest, flüssig und gasförmig sein. Sol liegt vor, wenn die Teilchen der dispersen Phase relativ frei voneinander existieren. Gel liegt vor, wenn die Teilchen der dispersen Phase netzartig miteinander verbunden und schwer gegeneinander verschiebbar sind. Gasförmige Kolloide werden als Aerosole bezeichnet.

Das Wort Kolloid wird vom altgriechischen Wort Kolla abgeleitet und bedeutet so viel wie Leim. Alle unsere Körperflüssigkeiten haben kolloidalen Charakter. Wenn man Schleim oder Blut zwischen zwei Finger nimmt, fühlen sich diese Flüssigkeiten leicht gleitend „klebrig“ an. Kolloidale Flüssigkeiten könnte man als Gleitwasser im Unterschied zu Lösungen (Salzwasser) und Zerstreuungen (Suspension) als Schmutzwasser bezeichnen.

Ein Kolloid besteht aus einem Dispersionsmittel, z. B. Flüssigkeiten in einer stabilen Verteilung von Teilchen, die zwischen 1 bis 100 Nanometer (nm) zu messen sind. Teilchen im Kolloid sind Atome, Elektrolyte, Moleküle oder kleine kristalline Aggregate (Zusammenballungen).

Nach der Form werden die Teilchen in einem Dispersionsmittel (Wasser) als kugelförmige Kolloide, z. B. Glykogen und fadenförmige Kolloide, z. B. Eiweiße, beschrieben. Es wird ein kolloidosmotischer Druck beschrieben. Dieser Druck ist abhängig von der Konzentration der in einem Dispersionsmittel befindlichen Teilchen. Für das Blutplasma wird ein kolloidosmotischer Druck von 3,2 kP (= 1/20 des Atmosphärendrucks) angegeben.

Unter dem Aspekt der Dispersion (Verteilung) werden nach der Größe der in Flüssigkeiten verteilten Teilchen drei Formen von Dispersoiden unterschieden.

1. **Grobdisperse Phase** = Suspension, also eine grobe Aufschwemmung. Sie besteht aus Teilchen größer als 100 nm (z. B. Tierkohleteilchen nach Schütteln im Wasser).
2. **Kolloiddisperse Verteilung** = kolloidale Lösung (Klebwasser). Sie besteht aus **Teilchengrößen 1-100 nm**. Die Teilchen stehen untereinander in einem Spannungsverhältnis und entziehen sich daher der Gravitation. Beispiel: Kolloidales Siliziumdioxid. Dieses wird als Prototyp für Kolloide beschrieben.
3. **Molekulare oder ionendispersive Verteilung** (Salzwasser) mit Teilchengrößen unter 1 nm. Beispiel: Alle Lösungen von niedermolekularen Substanzen in molekularer oder ionisierter Form, z. B. Kochsalzlösung.

Die kolloidale Verteilung nimmt also eine Mittelstellung zwischen Suspensionen und echten Lösungen ein.

Die Verteilungsformen von Teilchen in Flüssigkeiten werden als Dispersoide bezeichnet [Ostwald 1922].

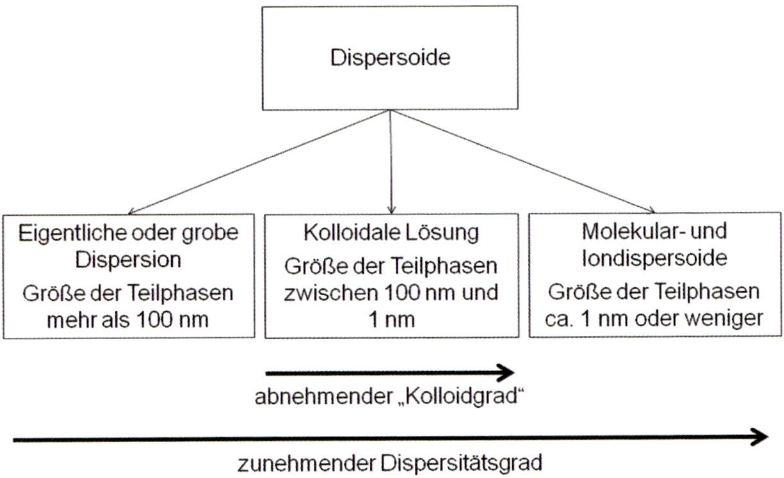

Abbildung 12: Dispersoide [nach Ostwald 1922]

75_Was ist die Grundsubstanz der extrazellulären Matrix?

Um die Wirkung der transdermalen Applikation von Magnesiumchloridlösungen im menschlichen Körper zu verstehen, stelle ich Ihnen das größte Organ unseres Körpers, die Grundsubstanz der extrazellulären Matrix, vor.

Sicherlich ist Ihnen dieses größte Funktionsorgan des Menschen kaum bekannt. Leider kennen es auch viele Ärzte noch nicht. Aber schon in der embryonalen Entwicklung spielt das Bindegewebe als Stamm- und Muttergewebe mit sehr vielen Funktionseigenschaften eine wichtige Rolle.

Der entwickelte Mensch verfügt über verschiedene Formen des Bindegewebes, zum Beispiel als Knochen, Sehnen, Muskeln, Faszien, Bänder sowie als Bindegewebe der Unterhaut und aller glattmuskulären Organsysteme (z. B. Magen und Darm). Von Wichtigkeit für die Lebensprozesse ist das flüssige Bindegewebe mit verschiedenen Zellarten, Fasern kolloidaler Flüssigkeit, welches als Grundsubstanz der extrazellulären Matrix bezeichnet wird. In ihr befinden sich alle Bioregulatoren.

Das Bindegewebe, das im engeren Sinne die Grundsubstanz der extrazellulären Matrix präsentiert, verbindet funktionell die Systeme eines ganzheitlichen Organismus und gewährleistet alle Grundregulationen, die zum Leben notwendig sind. Diese Grundsubstanz der extrazellulären Matrix, wie schon erwähnt, auch als flüssiges Bindegewebe bezeichnet, durchzieht den ganzen Körper ubiquitär (= überall verbreitet, allgegenwärtig).

Die Grundsubstanz der extrazellulären Matrix hat unter der Haut eine Ausdehnung von ca. 3 m^2, im Atmungssystem ca. 80 m^2 und im Verdauungssystem 300-400 m^2.

Das regulierende Mineral der Grundsubstanz der extrazellulären Matrix ist das kolloidale Siliziumdioxid (SiO_2).

Die Grundsubstanz der extrazellulären Matrix ist die Transitstrecke von den Lymph- und Blutkapillaren über das Molekularsieb zu den Zellverbänden und zurück.

Die Grundsubstanz der extrazellulären Matrix ist ein multistrukturelles System mit Zellen, Nervenfasern, speziellen Fasernetzen und kolloidaler Flüssigkeit.

Die Funktionen und Kommunikationen innerhalb der Grundsubstanz der extrazellulären Matrix werden mit den Zellen auf bioelektrischer Grundlage mit Hilfe von bestimmten Frequenzen des Zetapotentials gewährleistet.

Ihr wird auch Halbleiterfunktion zugeschrieben, wie sie aus der Technik bekannt ist, natürlich mit sehr viel geringerer Intensität.

In der Grundsubstanz der extrazellulären Matrix wird bestimmt, was in die Zelle hineingeht und was herausgebracht werden soll. Diese Selektion nimmt ein Molekularsieb als Grenzschicht zu den Zellen vor.

Die Kenntnisse über die Grundsubstanz der extrazellulären Matrix verdanken wir den Professoren Rimpler [1987], Pischinger [1990], Heine [1989], Perger [1979].

Die Grundsubstanz der extrazellulären Matrix ist vergleichbar mit einem Vorgarten zu einem Reihenhaus, in das nur derjenige in eine bestimmte Türe hineinkommt, der dazu den passenden Schlüssel für das Molekularsieb hat und der Weg bis dahin sauber und glatt ist. Denn durch das Molekularsieb in die Zellverbände können nur jene Wirkstoffe, die zu gegebener Zeit mit dem passenden „Schlüssel" ausgerüstet sind. Aber der Weg für diese Wirkstoffe darf nicht verschmutzt sein. Alle Regulationsprozesse, die die Zellverbände betreffen, vollziehen sich ausschließlich in der Grundsubstanz der extrazellulären Matrix.

Das Magnesiumchloridöl, aber ganz besonders das ultrakolloidale Magnesiumchlorid, haben den passenden Schlüssel zum Molekularsieb, woraus sich deren außerordentliche Wirkungen erklären.

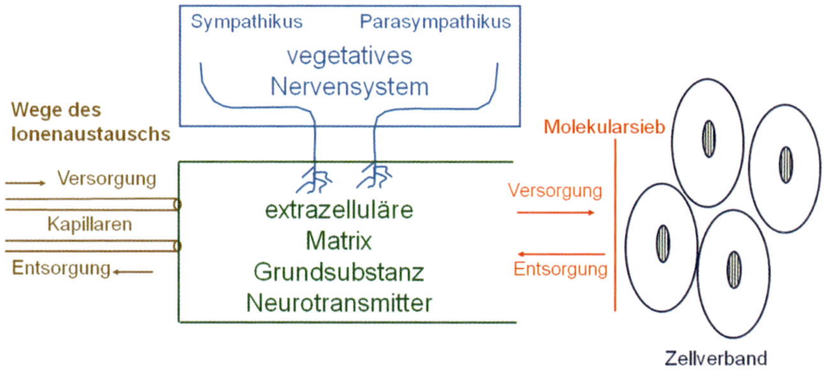

Abbildung 13: Schematische Darstellung der untrennbaren zentral-peripheren, ubiquitären (über den ganzen Körper erstreckend), unspezifischen Regulationseinheit. Die Steuerung der extrazellulären Matrix erfolgt über das vegetative Nervensystem [Hecht 2015].

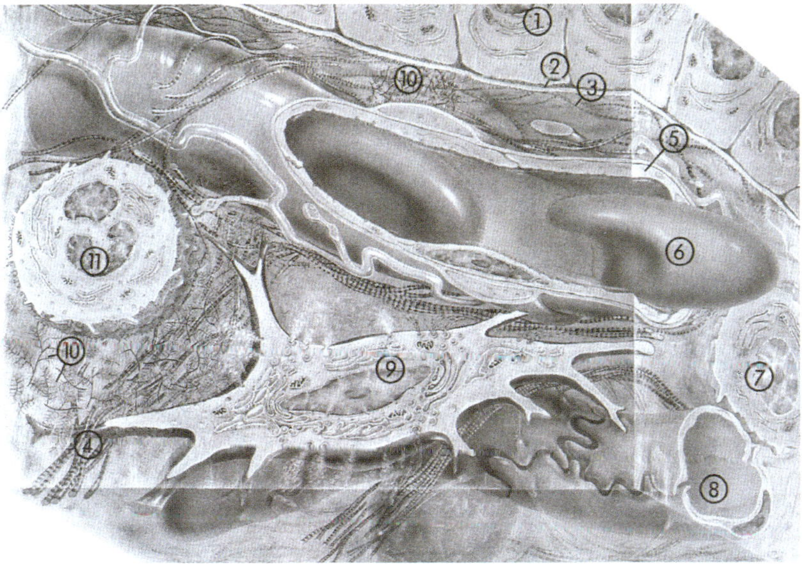

Abbildung 14: Elektronenmikroskopische Aufnahme der Grundsubstanz der extrazellulären Matrix (nach Heine 1989)

1 Zellsystem	7 Mastzelle als Wächter der Grundsubstanz
2 Basalmembran	8 Lymphgefäß
3 Bindegewebe	9 aktivierter Fibroblast synthetisiert Proteoglykane und Kollagen
4 kollagenes Fasergerüst	10 Proteoglykane bilden das Molekularsieb
5 Endothel mit vegetativer Innervation	11 Granulozyt
6 Erythrozyt	

Alle Mineralien gehen durch die Grundsubstanz der extrazellulären Matrix. Dort wird bestimmt, wo sie im Körper eingesetzt werden. Steuernd wirkt hier das Siliziumdioxid, assistiert von Magnesiumsalzen.

76_Körperflüssigkeiten sollen Kolloide sein?

Der menschliche Körper besteht bekanntlich zu einem großen Teil aus Körperflüssigkeit (Blutserum, Urin, Lymphe, Verdauungssäfte, Liquor, Galle, Tränenflüssigkeit). Alle diese Flüssigkeiten haben kolloidalen Charakter und alle Lebensvorgänge spielen sich in der **kolloidalen Phase** ab.

Flüssige Kolloide werden Sole genannt. Kolloidgele sind relativ formbeständig und elastisch, z. B. Elastin und Kollagen. Fibrilläre Eiweiße, wie Myosin und Fibrin, d. h. Skelettmuskelfasern, Muskelfasern des Verdauungstrakts, Gelenkknorpel, Sehnen, Bänder usw., liegen im Körper in Gelform vor, Körperflüssigkeiten dagegen in Solform.

Die vielfältigen Eigenschaften des Kolloids, z. B. Wechselwirkungen zu den Mineralien bzw. Elektrolyten und das Verhalten der Kolloide in elektrischen Feldern (das elektrische Potential der Kolloidoberfläche, ein negativ geladenes Potential, wird als „Zetapotential" bezeichnet), bedingen ihren oszillierenden Charakter. Es werden Frequenzen zwischen 1-30 Hz angegeben. Gleiche Frequenzen werden von der Bioelektrizität des Gehirns gemessen.

Literatur

Abrams, S. A. et al. (2014): Magnesium metabolism in 4-year-old to 8-year-old children. *J Bone Miner Res.* **Jan, 29(1)**, S. 118-122

Adamietz, I. A.; S. Zeller; H. Sahinbas; Kaplan (2014): Einnahme von Magnesium unter den bestrahlten Patienten - Ergebnisse einer Umfrage. 34. Symposium der Gesellschaft für Magnesium-Forschung e.V. (Abstracts)

Altura, B. M.; B.T. Altura (1985a): New perspectives on the role of magnesium in the patho-physiology of the cardio-vascular system I. Clinical aspects. *Magnesium* **4**, S. 226-244

Altura, B. M.; T. B. Altura (1985b): New perspectives on the role of magnesium in the patho-physiology of the cardio-vascular system II. Experimental aspects. *Magnesium* **4**, S. 245-271

Bachem, M. G.; B. Strobel; U. Jastram; E.-G. Janssen; K. Paschen (1980): Magnesium und Diabetes. *Magnesium-Bulletin* **2**, S. 35-39

Bar, S. R.; H. E. Wilson; E. L. Mazzaferry (1975): Hypomagnesemic hypocalcemia secondary to renal magnesium wasting: a possible consequence of high dose gentamicin therapy. *Ann Intern Med.* **May 82(5)**, S. 646-9

Barbagallo, M.; L. J. Dominguez (2010): Magnesium and aging. *Curr Pharm Des.* **16(7)**, S. 832-939

Bede, O.; A. Suranyi; K. Pinter (2003): Urinary magnesium excretion in asthmatic children receiving magnesium supplementation: a randomized, placebo-controlled, double-blind study. *Magnes Res. Dec,* **16(4)**, S. 262-270

Bullarbo, B. et al. (2013): Magnesium supplementation to prevent high blood pressure in pregnancy: a randomised placebo control trial. *Arch Gynecol Obstet.* **Dec, 288(6)**, S. 1269-1274

Cevette, M. J.; D. M. Barrs; A. Patel et al. (2011): Phase 2 study examining magnesium-depentent tinnitus Tinnitus ournal 16(2), S. 168-173

Chadda, K. D.; E. Lichstein; P. Gupta (1973): Hypomagnesemia and refractory cardiac arrhythmia in a non digitalized patient. *Amer. J. Cardiol.* **31**, S. 98-100

Chutkow, J. G (1981): The neurophysiologie function of Mg: An update. *Magnesium-Bulletin* **3, 1a**, S. 115-120

Chaudhary, P. (2005): Eclampsia: before and after magnesium sulphate. *JNMA J Nepal Med Assoc* **Oct-Dec, 44(169)**, S. 124-128

Chaudhary, D. P. et al. (2010): Implications of magnesium deficiency in type 2 diabetes: a review. *Biol Trace Elem Res* **134**, S. 119-129

Chilasma and dietary magnesium and risk of sudden cardiac death in women. *Am J. Clin Nutr,* **Feb, 93(2)**, S. 253-260

Classen, G. H.; P. Marquardt; M. Späth; K. A. Schumacher (1971): Hypermegnesemia following exposure to acute stress. *Pharmacology* **5**, S. 287-294

Classen, H. G.; W. Achilles; M. G. Bachem; A. Conradt; R. Fehlinger; H. H. Goßmann; T. Günther; K. J. Münzenberg; K. Paschen; G. Schreiber; A. Schroll; L. Spätling; A. Wischnik; H. Zumkley (1985): Magnesium: Indikationen zur Diagnostik und Therapie in der Humanmedizin. Empfehlungen einer Expertenkommission der Gesellschaft für Magnesium-Forschung e.V. Workshop München, 29/30. November. *Mng.-Bull.* **8** (1986), S. 41-44

Classen, G. G.; U. Gröber; K. Kisters (2014): Magnesium. Depletion and Repletion durch Arzneimittel 34. Symposium der Gesellschaft für Magnesium-Forschung e.V. (Abstracts)

Dae Jung Kim, M. D. et al. (2010): Magnesium intake in relation to systemic inflammation, insulin resistance, and the incidence of diabetes. *Diabetes Care,* **December, 33(12)**, S. 2604-2610

Dahle, L O. et al. (1995): The effect of oral magnesium substitution on pregnancy-induced leg cramps. *J Obstet Gynercol.* **Jul, 173(1)**, S. 175-180

Del Gobbo, L. C. et al. (2013): Circulating and dietary magnesium and risk of cardiovascular disease: a systematic review and meta-analysis of prospective studies. *Am J Clin Nutr.,* **Jul, 98(1)**, S. 160-163

Dralle, D.; R. H. Bodeker (1980): Serum Mg-level and sleep behaviour of newborn infants. *Europ. J. Pediat.* **134**, S. 239-243

Durlach, J (1985): Le magnésium en pratique clinique. J. B. Bailliére, Edition Médicales Internationales, Paris

von Ehrlich, B.; M. Barbagallo; H. G. Classen; F. Guerrero-Romero; F. C. Mooren; M. Rodriguez-Moran;

W. Vierling; J. Vormann; K. Kisters (2014): Die Bedeutung von Magnesium für Insulinresistenz, metabolisches Syndrom und Diabetes mellitus - Empfehlungen der Gesellschaft für Magnesium-Forschung e.V. The significance of magnesium in in insulin resistance, metabolic syndome and diabetes - recommendations of the Association of Magnesium Research e.V.

von Ehrlich, B. (2016): Demenzentwicklung bei chronischem Magnesiummangel und pathologischer Gefäßsteifigkeit - eine praktikable prognostische und therapeutische Verbindung? 36. Symposium der Gesellschaft für Magnesium-Forschung e.V. (Abstracts)

Fabian, H.; W. Renner; H. Gell; K. Pichlkastler; S. Porta (2014): Belastung und Resilienz - Mg und Stoffwechsel. 34. Symposium der Gesellschaft für Magnesium-Forschung e.V. (Abstracts)

Fehlinger, R.; L. Franke; E. Glatzel; E. Meyer; M. Michalik; S. M. Rapoport; M. Rüstow; Ch. Schulz; G. Schumann (1981): Klinische Studien zur Magnesium-Behandlung des tetanischen Syndroms. *Magnesium-Bulletin* **3 1a**, S. 298-306

Fehlinger, R.; Ruth Fehlinger, D. Fauk; K. Seidel (1984a): Hypomagnesemia and transient cerebral ischemic attacks (TIA). *Magnesium-Bulletin* **6**, S. 100-104

Fehlinger, R.; C. Kemnitz; P. Dreissig; M. Egert; K. Seidel (1984b): Frühgeburtlichkeit, tetanische Reaktionsbereitschaft und Magnesiummangel: Eine retrospektive Untersuchung an 132 Müttern. *Magnesium-Bulletin* **6**, S. 52-59

Frohn, B.; P. Weckerle (2009): *Magnesium.* Neue Erkenntnisse & Anwendung im Alltag. Gesund und Fit Verlag

Gerhard, I.; A. Feige (2005): *Geburtshilfe integrativ.* Konventionelle und komplementäre Therapie. Urban & Fischer Verlag, Kap. 14, S. 237-247

Golf, S. W.; H.-G. Classen; C. Stein (1988): Die Bedeutung einer ausreichenden Versorgung mit Magnesium im Alter. (The importance of sufficient supplementation with Magnesium in old age). *Zeitschrift für Gerontologie + Geriatrie*, Juni

Gontijo-Amaral, C.; M. A. Ribeiro; L. S. Gontijo et al. (2007): Oral magnesium supplementation in asthmatic children: a double-blind randomized placebo-controlled trial. *Eur J Clin Nutr.* **Jan, 61(1)**, S. 54-60, Epub 2006, Jun 21

Goßmann, H. H.; W. Hartmann; R. M. Schulte (1978): Magnesium, Alkohol und Leber. *Krankenhausarzt* **51**, S. 331-339

Guerrero-Romero, F. et al. (2008): Hypomagnesaemia and risk for metabolic glucose disorders: a 10-year follow-up study. *Eur J Clin Invest.*, **Jun, 38(6)**, S. 389-96

Haupt, H; F. Scheibe (2002): Preventive magnesium supplement protects the inner ear against noise-induced impairment of blood flow and oxygenation in the guinea pig. *Magnesium Res.*, **Mar, 15(1-2)**, S. 17-25

Hecht, K. (2015): *Zeolith. Lebenskraft durch das Urgestein.* Prävention, Detoxhygiene, Ökologie. Spurbuch Verlag, Baunach
ISBN 978-3-88778433-1

Hecht, K. (2017): Multimorbidität und Magnesiummangel. *OM & Ernährung* **160** S. F 53-F64

Hruby, A. et al. (2013): Magnesium intake is inversely associated with coronary artery calcification: the Framingham Heart Study. *JACC Cardiovasc Imaging*, **Nov. 20, pii**, S. 1936-878X(13)00778-X

Hunger, R. (2014): Der Einfluss des Magnesiums auf den Blutdruck. 34. Symposium der Gesellschaft für Magnesium-Forschung e.V. (Abstracts)

Johansson, G. (1982): Mg and primary hyperparathyreoidism. *Acta Med. Scand.* **Suppl. 661**, S. 9-11

Kazaks, A. G.; J.Y. Uriu-Adams; T. E. Albertson (2010): Effect of oral magnesium supplementation on measures of airway resistance and subjective assessment of asthma control and quality of life in men and women with ild to moderate asthma: a randomized placebo controlled trial. J Asthma., Feb, 47(1), S. 83-92

Kiss, D. (1975): Rolle des Mg bei der Verhütung der Frühgeburt. *Zbl. Gynäk.* **97**, S. 924-927

Kisters, K.; B. Gremmler; U. Gröber; M. Hausberg (2015a): Ionized magnesium loss in hypertension and diabetes mellitus. *J. Hypertens* **33**, e-Suppl. 1, e 436

Kisters, K.; B Gremmler; R. Hunger; F. Tokmak; M. Q Nguyen; M. Hausberg; U. Gröber (2015b): Die Rolle des ionisierten Magnesiums - neue Aspekte. 35. Symposium der Gesellschaft für Magnesium-Forschung e.V. (Abstracts)

Kleber, M. von; H. Klug; S. Massow; K. Hecht (1983): Die Bedeutung des Magnesiums für die Zahnentwicklung von Wistar-Ratten. *Zahn-, Mund- und Kieferheilkd.* **71**, S. 575-586

Kleber, M.; G. Otto; R. Zuhrt; R. Fehmger (1985): Karies, Periodontopathie und mikrobielle Plaquezusammensetzung beim tetanischen Syndrom. *Magnesium-Bulletin* **7**, S. 45-50

Kolisek, M.; G. Sponder; L. Mastrototaro; U. Tsetjen; M. Marak; F. R Aschenbach; J. Vormann (2014): Abstracts 34. Symposium der Gesellschaft für Magnesium-Forschung e. V.

Köseogul, E.; A. Talaslioglu; A. S. Gönül et al. (2008): The effects of magnesium prophylaxis in migraine without aura. *Magnesium Res.*, Jun, 21(2), S. 101-108

Kozielec, T.; B. Starobrat-Hermelin (1997): Assessment of magnesium levels in children with attention deficit hyperactivity disorder (ADHD). *Magnes Res.* **Jun, 10(2)**, S. 143-148

Larsson, S. C. et al. (2012): Dietary magnesium intake and risk of stroke: a meta-analysis of prospective studies. *Am J Clin Nutr,* **95(2)**, S. 362-366

Lenzen-Schulte, M. (2017): Wenn Krankheiten interagieren. *Deutsches Ärzteblatt* **114**, Juni, S. 402-403

Liebscher, U.; D. H. Liebscher (2008): 28. Magnesium-Symposium der Gesellschaft für Magnesium-Forschung e. V., Fulda, 09-11.10.08. Autorenreferate, S. 581

Liebscher, D.-H.; U. C. Liebscher (2010): Magnesiummangeltetanie - eine angeborene Magnesiumverlusterkrankung. *Nieren- und Hochdruckkrankheiten* **Mai**, S. 209-219

Liebscher, D.-H.; K. Baerlocher; H.-G.Classen; U. C. Liebscher; G.-W.Ratzmann; W. Vierling; A. Weigert; K. Kisters (2011): Nieren- und Hochdruckkrankheiten. 40/3 (Mai), Magnesiummangel und -therapie bei ADHS, Seite 123-128

Lopez-Ridaura, R. et al. (2004): Magnesium intake and risk of type 2 diabetes in men and women. *Diabetes Care,* **Jan, 27(1)**, S. 134-140

Lucas, M. J. et al. (1995): A comparison of magnesium sulfate with phenytoin for the prevention of eclampsia. *N Engl J Med,* 222(4), S. 201-205

Martin, H. E.; K. Smith; M. L. Wilson (1958): The fluid and electrolyte therapy of severe diabetic acidosis and ketosis. *Amer. J. Med.* **24**, S. 376-389

Massow, S.; R. Fehlinger; K. Seidel; M. Poppel; K. Hecht; E. Glatzel (1982a): Die Auswirkungen einer suboptimalen Mg-Versorgung auf die Fortpflanzung von Ratten. *Magnesium-Bulletin* **4, 2**, S. 177

Massow, S.; R. Fehlinger; K. Seidel; K. Hecht; E. Glatzel (1982b): Der Einfluss von Mg-Mangel bei Ratten während der Gestation und Laktation auf die Stressempfindlichkeit ihrer erwachsenen Nachkömmlinge. *Magnesium-Bulletin* **2**, S. 182-188

Micke, O.; J. Büntzel; R. Hunger; R. Mücke; K. Kisters (2015): Magnesium in der Onkologie - Update. 25. Symposium der Gesellschaft für Magnesium-Forschung e. V. (Abstracts)

Morton, B. C.; F. M. Smith; R. C. Nair; T. G. McKibbon; W. J. Poznanski (1984): The clinical effects of magnesium sulphate treatment in acute myocardial infarction. *Magnesium-Bulletin* **6**, S. 133-136

Mousain-Bosc, M. et al. (2004). Magnesium VitB6 intake reduces central nervous system hyperexcitability in children. *J Am Coll Nutr.*, Oct, 23(5), S. 545-548

Mousain-Bosc, M. et al. (2006): Improvement of neurobehavioral disorders in children supplemented with magnesium-vitamin B6. I. Attention deficit hyperactivity disorder. *Magnes Res.* **19(1)**, S. 46-52

Münzenberg, K. J. (2014): Magnesium und Skelettsystem. 34. Symposium der Gesellschaft für Magnesium-Forschung e. V. (Abstracts)

Peikert, A.; C. Wilimzig; R. Köhne-Volland (1996): Prophylaxis of migraine with oral magnesium: results from a prospective, multi-center, placebo-controlled and double-blind randomized study. *Cephalalgia, Jun,* 16(4), S. 257-263

Riss, P.; W. Bartl; D. Jelincic (1983): Zur Klinik und Therapie von Wadenkrämpfen in der Schwangerschaft. *Geburtsh. u. Frauenheilk.* **43**, S. 329-331

Sircus, M. (2015): *Transdermale Magnesiumtherapie.* Kopp-Verlag

Spätling, L.; G. Spätling (1988): Magnesium supplementation in pregnancy. A double-blind Study. *Br J Obstet Gynaecol.* Feb, 9, S. 120-125

Spätling, L. (1993): Magnesium in obstetric and gynecology. *Gynakol Geburtshilfliche Rundsch*, 33(2), S. 85-91

Starobrat-Hermelin, B, T. Kozielec (1997): The effects of magnesium physiological supplementation on hyperactivity in children with attention deficit hyperactivity disorder (ADHD). Positive response to magnesium oral loading test. *Magnes Res. Jun;* **10(2)**, S. 149-156

Strähle, M. (2013): *Magnesium-Mangel erkennen und therapieren.* Kindle Edition

Taubert, K.; G. Keil (1991): Pilotstudie zur Magnesiumtherapie von Migräne und Kopfschmerzen. *Z. Artzl Fortbild* (Jena), Jan 25, 85(1), S 67-68

Ulmer, G. A. (2010): *Ma Ca Biogenes Magnesium und Kalzium*: Hoffnung bei Arthrose, Osteoporose, Stress und Altersbeschwerden. Ulmer Verlag

Vallee, B. L.; W. E. C. Wacker; D. D. Ulmer (1960): Magnesium deficiency tetany syndrome in man. *N. Engl. J. Med.* **262**, S. 155-161

Vierling, W. et al. (2013): Magnesiummangel und Magnesiumtherapie bei Herzrhythmusstörungen. *DMW Deutsche Medizinische Wochenschrift* 138 (22), S. 1155-1171

Vierling, W. (2014): Aphasie und Konfusion nach Schmerztherapie: Welche Rolle spielt Magnesium? Abstracts 34. Symposium der Gesellschaft für Magnesium-Forschung e.V.

Walker, A. F. et al. (2003): *Magnesium Research*, 16, vwwS. 183-191

Wink, K.; D.-H. Liebscher; U. Liebscher (2010): Abstracts - 30. Magnesium-Symposium der Gesellschaft für Magnesium-Forschung e.V., Herne, 22-23. Oktober, Therapieeffekte mit Magnesium bei ADHD-Syndrom - Eine Meta-Analyse

Wuttke, H.; D. Schlieter; G. Trübestein (1980): Zur Behandlung des Magnesiummangels bei der Hyperthyreose. *Magnesium-Bulletin* **2**, S. 115-119

Ziskoven, R. (1997a): Rationeller Einsatz eines lebenswichtigen Mineralstoffs. In: *Magnesium als Therapieprinzip.* TW Taschenbuch - Medizin. G. Braun, Karlsruhe, Band 25, S. 7-20

Ziskoven, R. (1997b): Einsatzgebiet eines natürlichen Basistherapeutikums. In: *Magnesium als Therapieprinzip.* TW Taschenbuch - Medizin. G. Braun, Karlsruhe, Band 25, S. 21-32

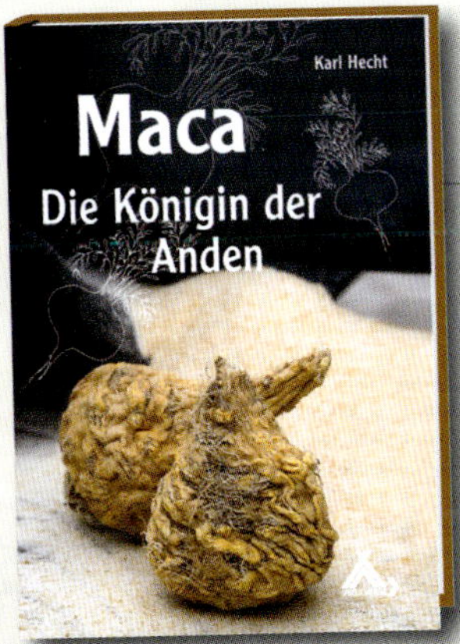

96 Seiten
Softcover
14,8 x 21,0 cm

ISBN 978-3-88778-469-0

Karl Hecht
Die Königin der Anden

Die Maca ist eine sehr kräftige, witterungsstabile Pflanze, die intensiven Temperaturschwankungen von +40 bis -20°C standhalten soll. Auch der Höhen-UV-Strahlung widersteht sie. Die Völkergruppen, die seit zirka 2.000 Jahren die Macawurzel für ihre Ernährung verwendet haben sollen, äußern die Überzeugung, dass sich diese robusten Eigenschaften der Maca bei Genuss auf die Menschen übertragen. Das ist ein Faktor, warum man die Maca als Adaptogen einstuft, als anpassungsfähiges und anpassungsstimulierendes Produkt.

Dieses Buch soll dem Bekanntwerden von Wissen über die Macaknolle unter breiten Bevölkerungskreisen dienen. Aus diesen Gründen wurde das Buch so strukturiert, dass nach einer Einführung über den heutigen Erkenntnisstand zum Thema gestellte Fragen beantwortet werden.

Eine seit Jahrhunderten bekannte lebensqualitätfördernde traditionelle Heil- und Nahrungspflanze ist für Wohlbefinden und Fitness neu entdeckt und begehrt.

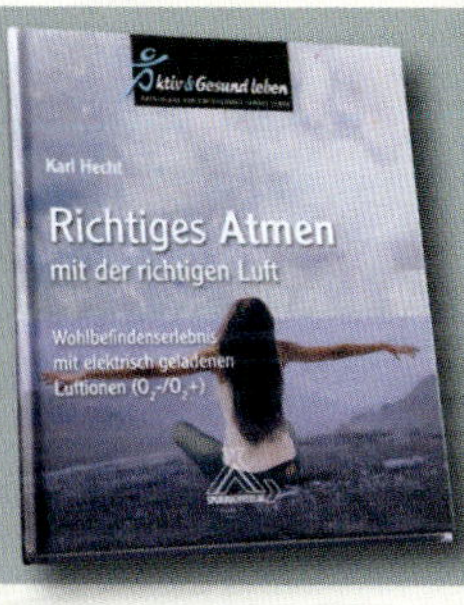

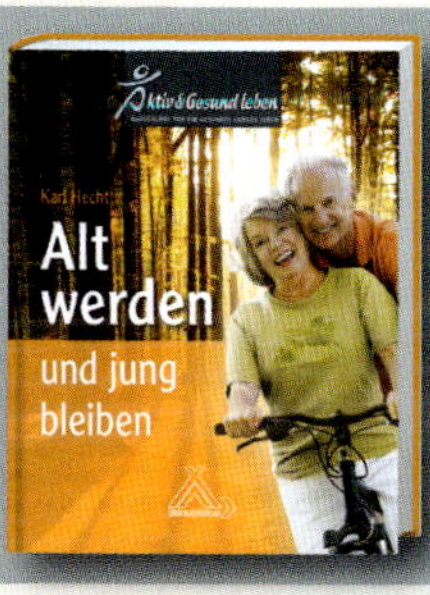

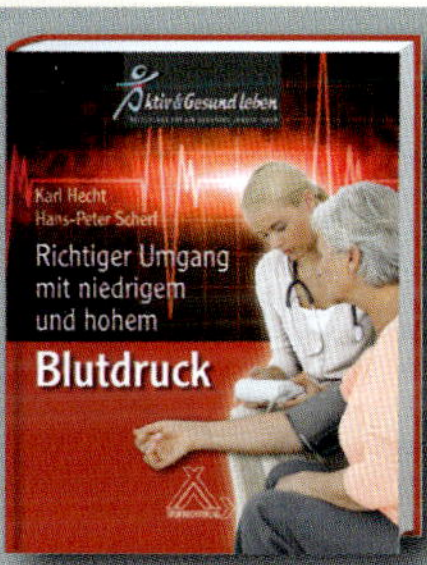

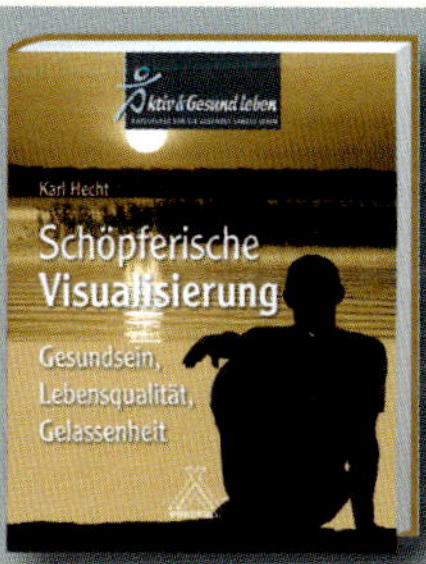

Karl Hecht
Richtiges Atmen mit der richtigen Luft

Fast täglich berichten Medien über die Verschmutzung unserer Luft mit CO_2-Ausstoß der Industrie und des Verkehrswesens. Politiker veranstalten dazu ergebnislose Umweltkonferenzen. Niemand fragt aber: Funktioniert unter diesen Bedingungen die Atmung der Menschen wie sie sein soll und bekommen sie überhaupt genügend Sauerstoff? Oder noch den richtigen Sauerstoff?
Diese und weitere Fragen werden in diesem Buch ausführlich beantwortet.

136 S. | Hardcover | 17,5 x 22 cm

ISBN 978-3-88778-382-2

Karl Hecht
Alt werden und jung bleiben

Frei nach André Maurois vertritt der Autor die Auffassung, dass alt werden nichts anderes ist, als eine schlechte Gewohnheit, für die ein aktiver, optimistischer, willensstarker Mensch keine Zeit hat, sich diese anzueignen. Der Autor stellt sein Konzept der Juvenalisierung vor: Ein Leben lang die „Tugend der Jugend" zu erhalten, geistig und körperlich; so zu denken, zu fühlen und zu handeln, dass man sich immer in „jugendlicher Frische" befindet.

144 S. | Hardcover | 17,5 x 22 cm

ISBN 978-3-88778-358-7

Karl Hecht
Hans-Peter Scherf
Richtiger Umgang mit niedrigem und hohem Blutdruck

Auf der Grundlage langjähriger, einschlägiger eigener praktischer Erfahrungen und Forschungsergebnisse belegen die Autoren, dass das Herz-Kreislaufsystem von neuropsychischen Prozessen gesteuert und beeinflusst wird. Die essentielle Hypertonie stellt ein stressinduziertes, neuropsychisches Krankheitsbild dar, bei dem der Blutdruck durch Relaxation und meditatives Atmen zu senken ist

136 S. | Hardcover | 17,5 x 22 cm

ISBN 978-3-88778-364-8

Karl Hecht
Schöpferische Visualisierung – Gesundsein, Lebensqualität, Gelassenheit

Die heutige Menschheit ist größtenteils außenweltwahrnehmungsabhängig, das führt zu einer Überlastung der äußeren Wahrnehmung. In diesem Buch wird beabsichtigt zu zeigen, wie wir unsere innere Wahrnehmung entwickeln können. Mit der Visualisierung vermögen wir auch bei schwersten Erkrankungen unsere Selbstheiler zu finden und zu stimulieren.

136 S. | Hardcover | 17,5 x 22 cm

ISBN 978-3-88778-371-6